見えない違い
私はアスペルガー

La Différence Invisible

ジュリー・ダシエ [原作]／マドモワゼル・カロリーヌ [作画]／原正人 [翻訳]／ファビエンヌ・ヴァスレ [協力]

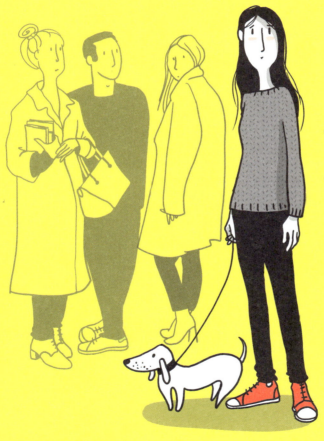

花伝社

Originally published in French under the following title:
La Différence invisible by Dachez, Mademoiselle Caroline and Vaslet
©Éditions Delcourt, 2016

Japanese translation rights arranged with
EDITIONS DELCOURT
through Japan UNI Agency, Inc., Tokyo

私はこの作品をあなたたちに捧げます。

社会の規範から逸脱＊しているあなたたちに。

あなたたちは時に"どこか過剰だ"と言われ、時には"何かが足りない"と言われます。

そこにいるだけなのに、当たり前から外れてしまいます。

でも、あなたたちは言わば、"正常"の押しつけを鼻で笑っているのです。

あなたたちには治療すべきところなんてないし、変えるべきところもありません。あなたたちに何か役割があるとすれば、鋳型に収まることではありません。むしろ他のあらゆる人たちを檻から解き放ってあげることなのです。あなたたちには舗装された道なんてふさわしくありません。あなたたちは自ら道を切り拓き、踏みならされた安全な道を通ろうとする周囲の人たちを、自分の道のほうに導くのです。

心の奥深くに眠る本当の自分を知り、その特異性と和解して、あなたたちは逆に人の模範となることができるのです。私たちは皆、規範という首枷に拘束されながら生きていて、尊敬の念と寛大さを持つことができずにいます。あなたたちはその首枷を粉々にすることができるのです。

あなたたちの"違い"は問題ではありません。それはむしろ答えなのです。

その"違い"は、正常性という病にかかった私たちの社会の特効薬なのです。

Julie Dachez
ジュリー・ダシェ

＊ 社会学において、逸脱とは、現行の社会的な規範から離れる行動を意味する。

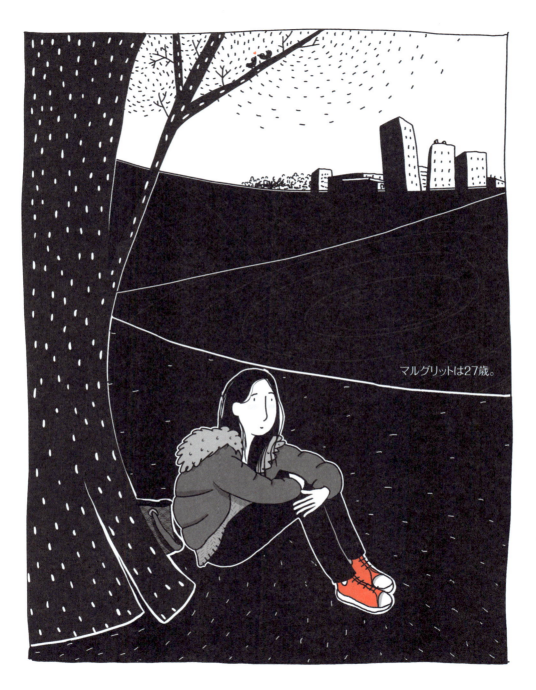

好きなものは動物、ポカポカ暖かい日差し、チョコレート、ベジタリアンフード。
子犬と猫に囲まれ、猫たちのゴロゴロいう鳴き声に日々癒されています。

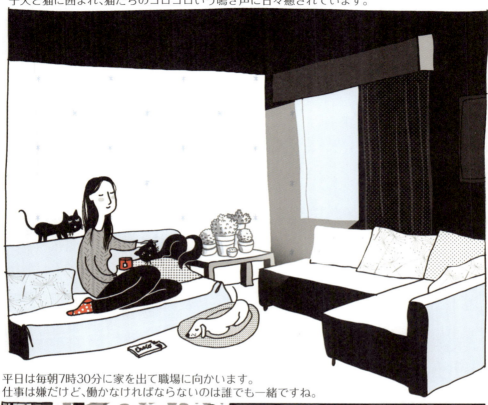

平日は毎朝7時30分に家を出て職場に向かいます。
仕事は嫌だけど、働かなければならないのは誰でも一緒ですね。

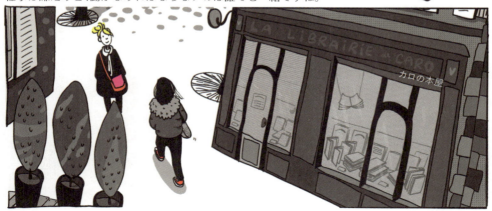

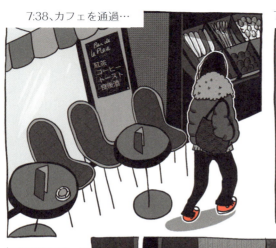
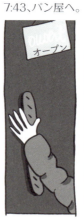
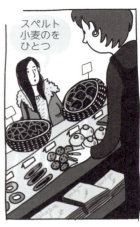
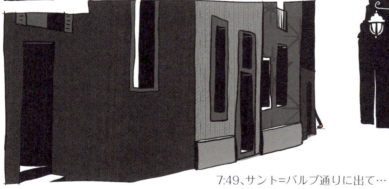
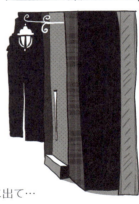
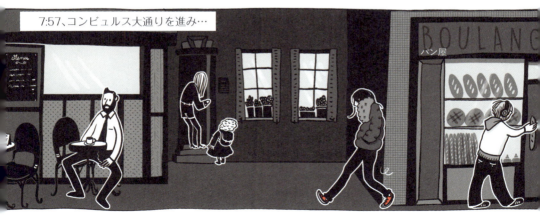

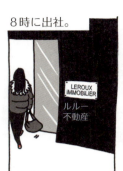
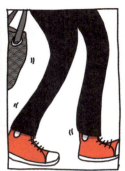
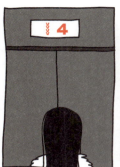
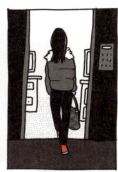
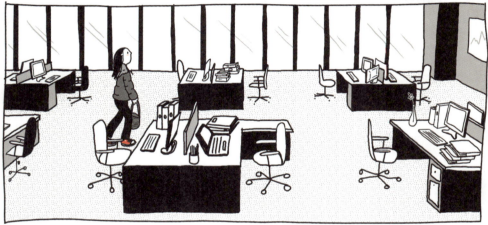
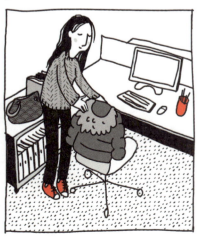
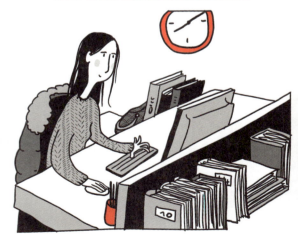

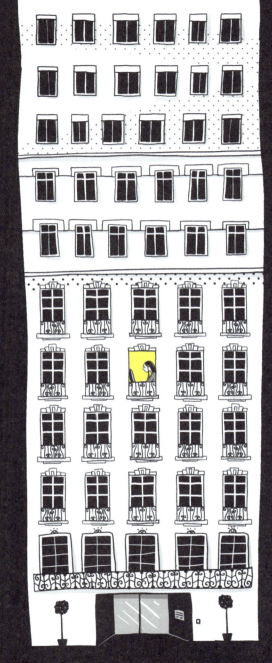

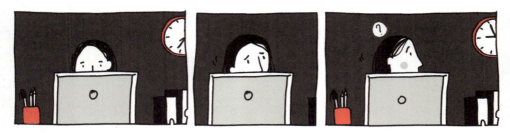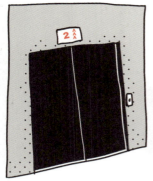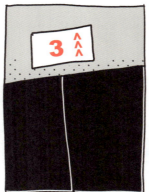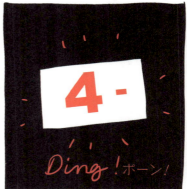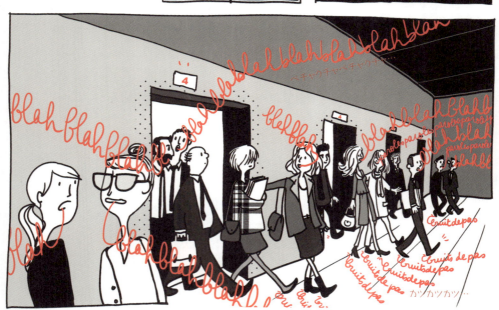

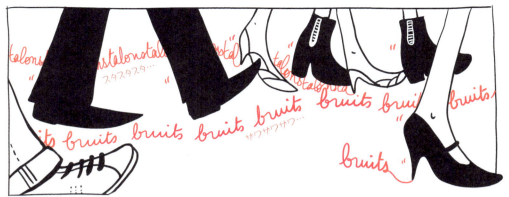
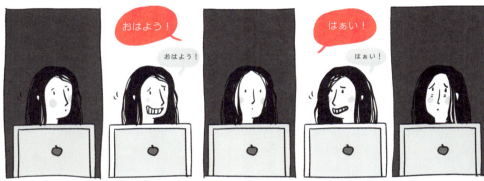
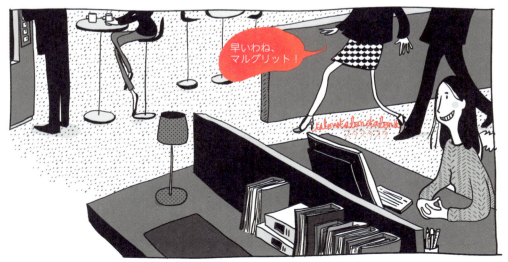

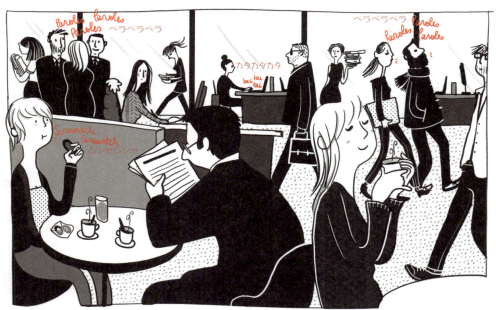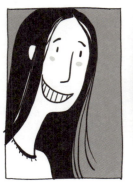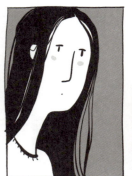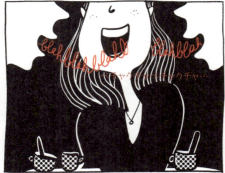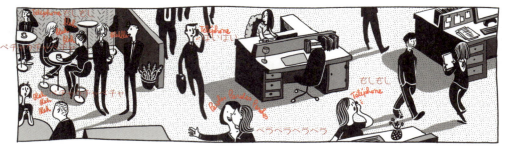

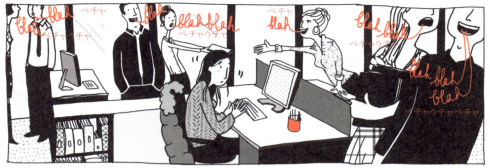
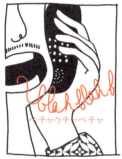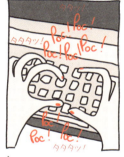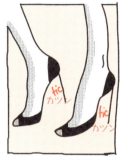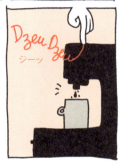
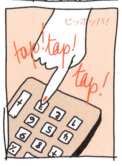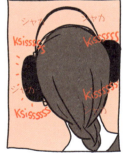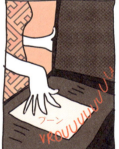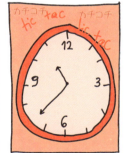
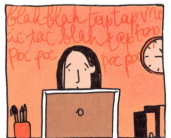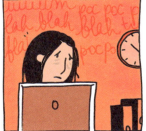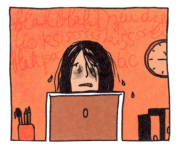

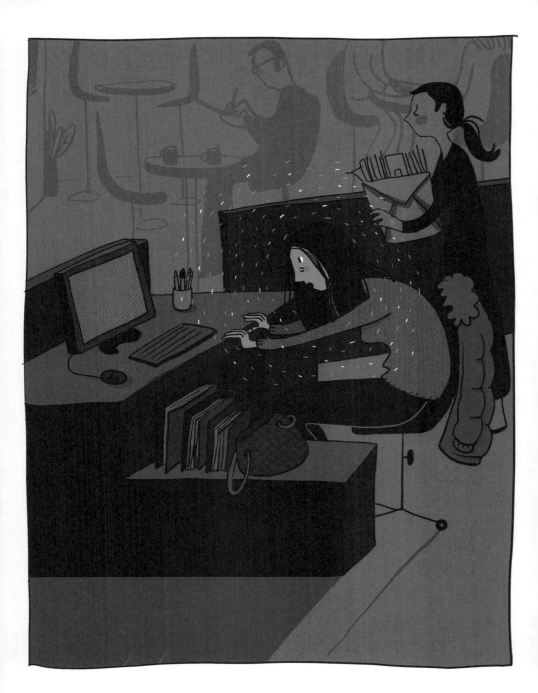

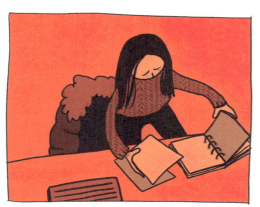
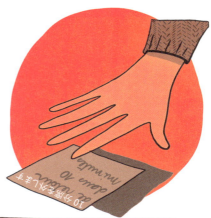
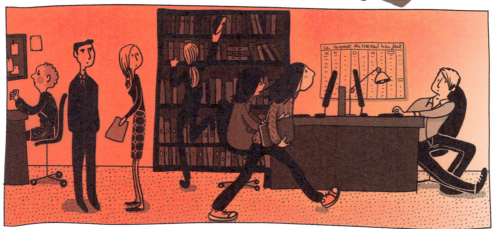
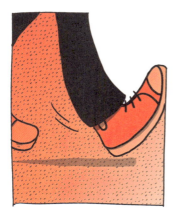
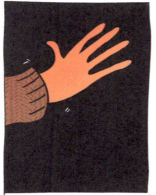
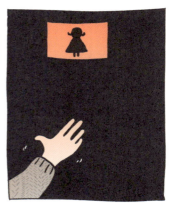

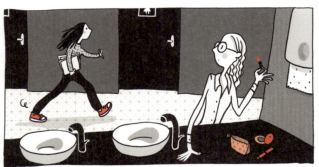
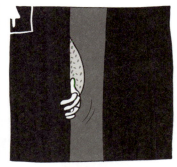
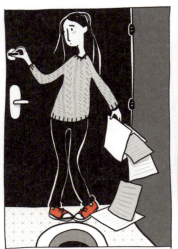
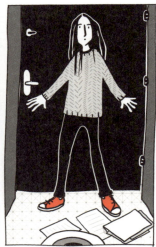
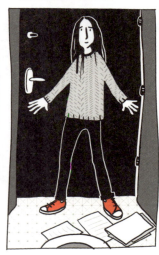
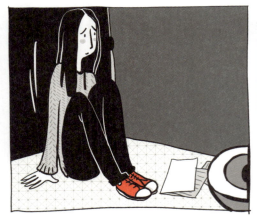
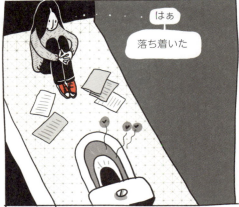

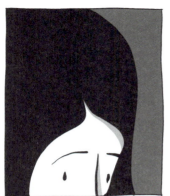
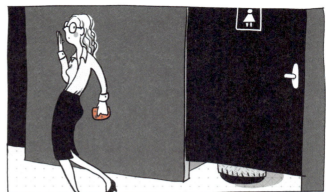
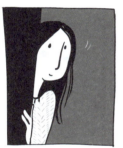
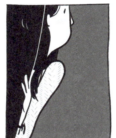
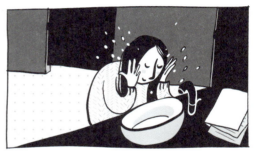
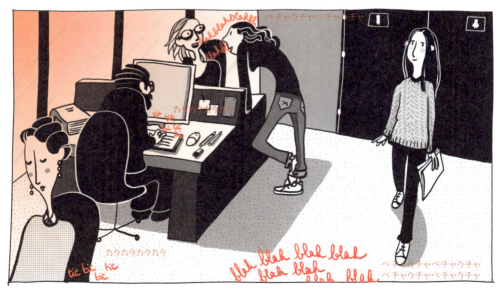

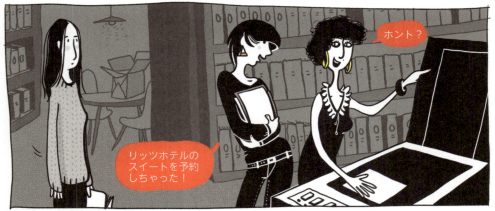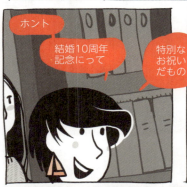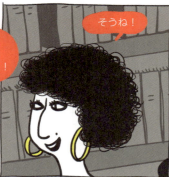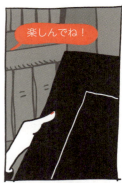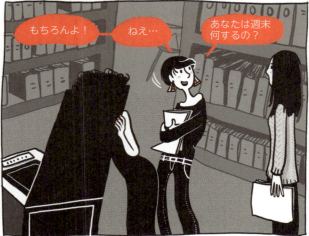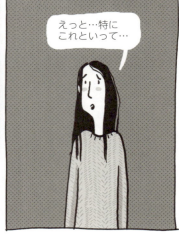

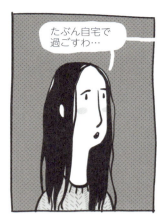
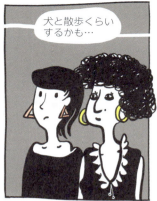
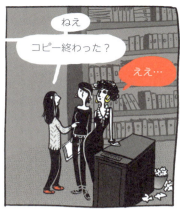
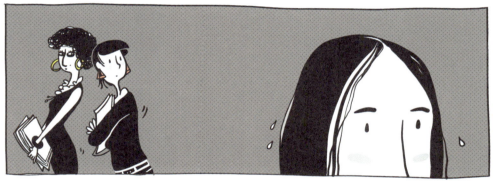
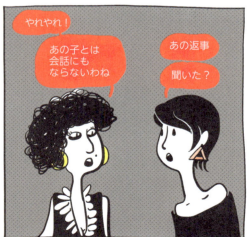
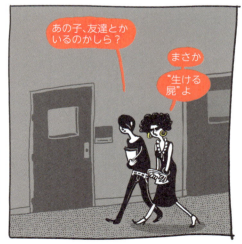

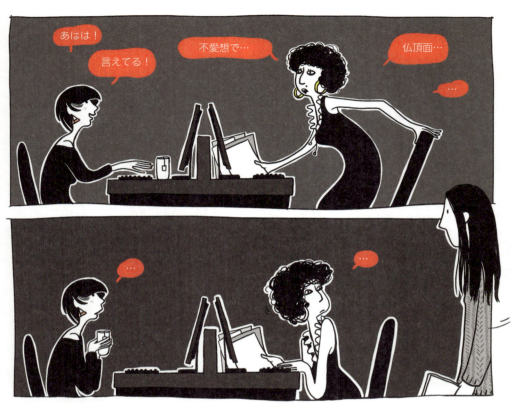
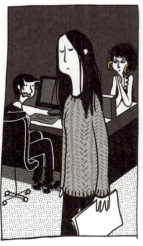
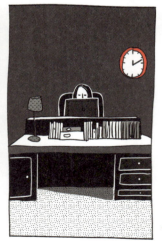
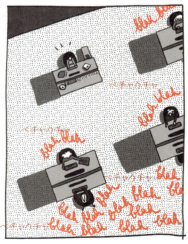

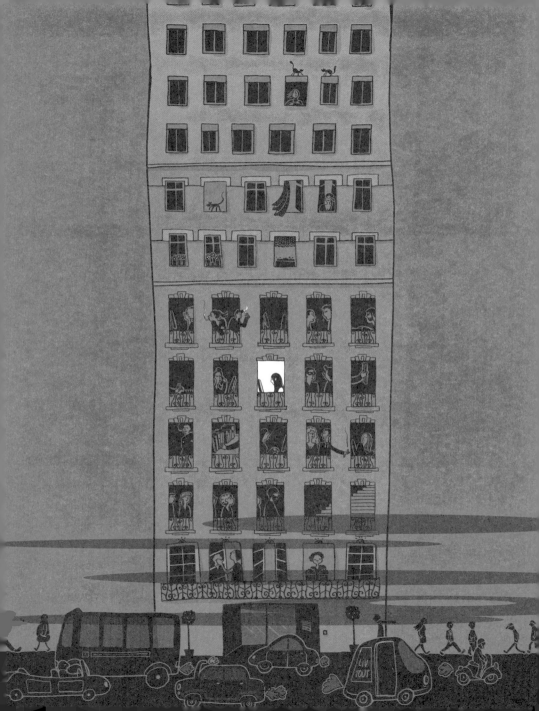

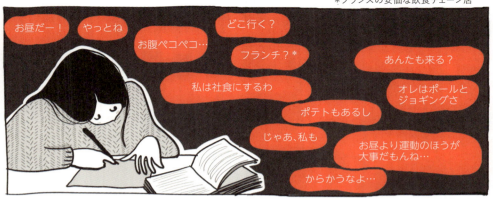
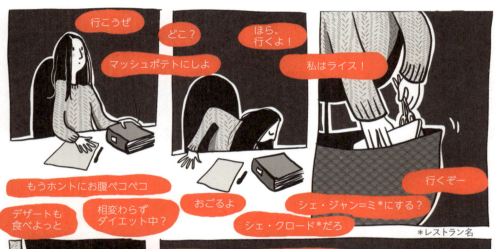
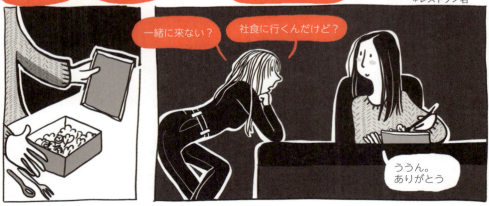

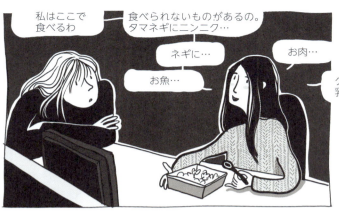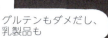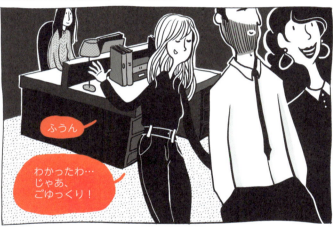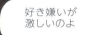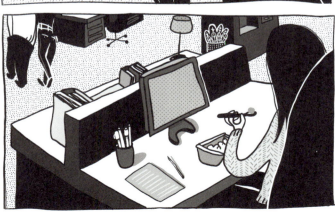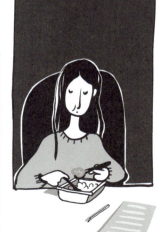

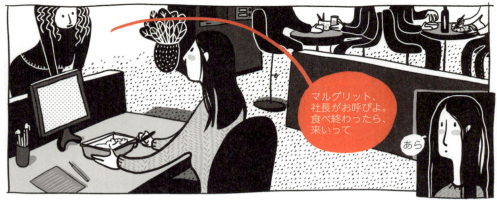
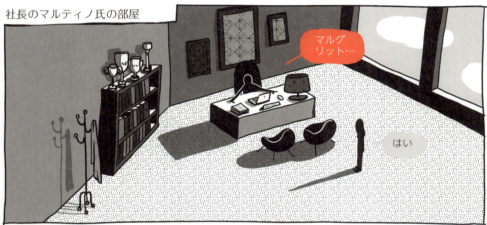
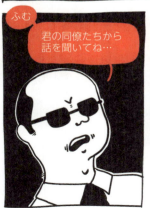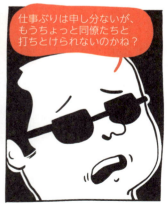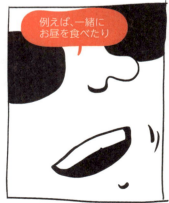

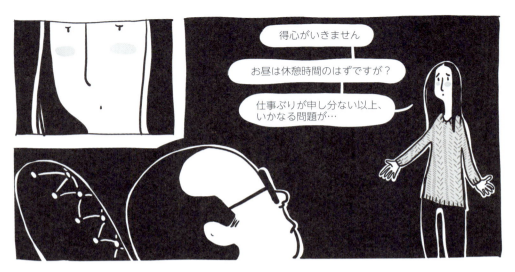

マルグリットのしゃべり方は、まるで文章みたいです。
正しい文法の、お手本のようなその文体は、有名な童話作家セギュール夫人もかくや…

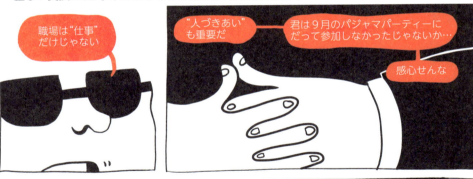

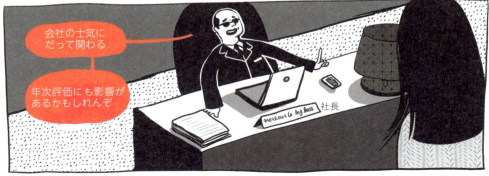

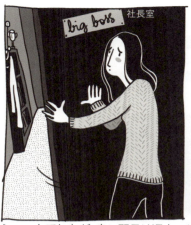
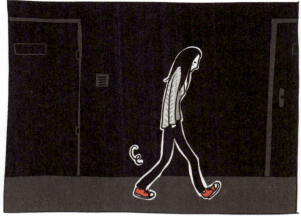

ショックでしたが、幸い翌日は週末でした。とはいえマルグリットにとって帰宅も大冒険です。彼女は儀式のような手続きを踏まないと、移動することができません。予想外のことが大の苦手で、そんなことになれば、すっかり取り乱してしまうのです。

時には8分の道を　　オートマ車に乗って　　ナビをつけて　　四苦八苦しながら通勤することも…

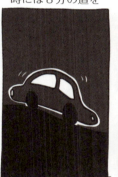
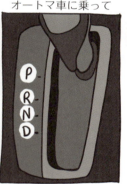
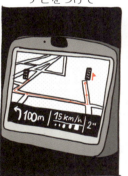
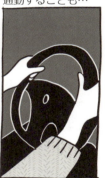

徒歩通勤の場合は、いつも早足で、顔を伏せています。

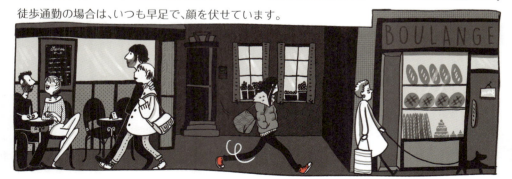

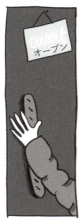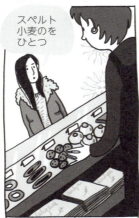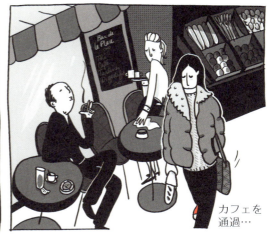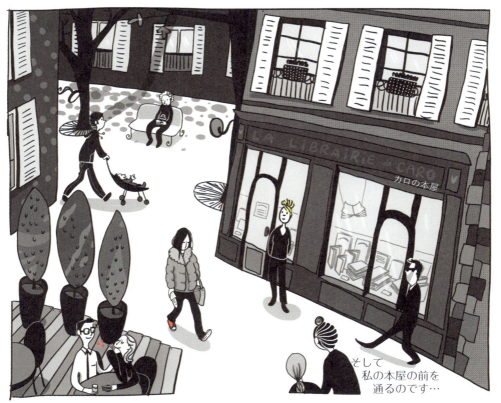

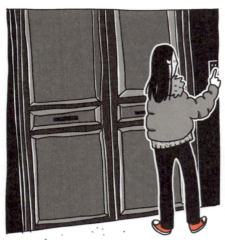

マルグリットは郵便物を確認しません。
なんだか苦しくなってしまうのです。

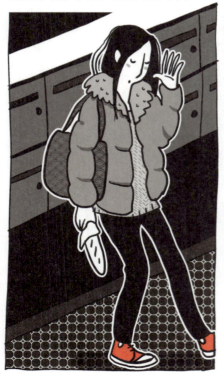
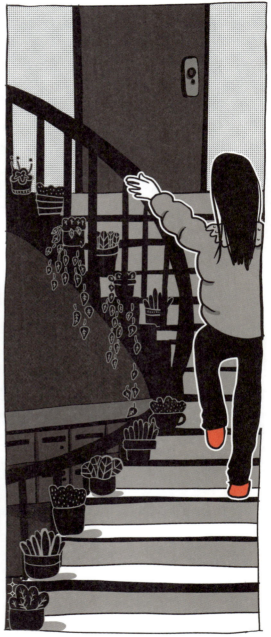

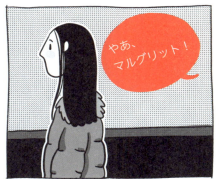
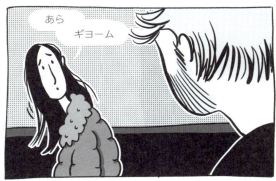
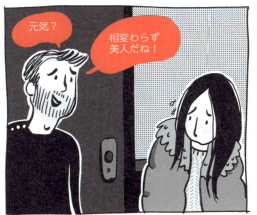
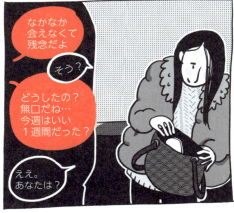
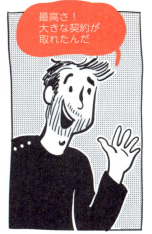
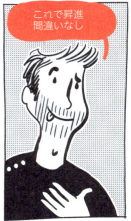
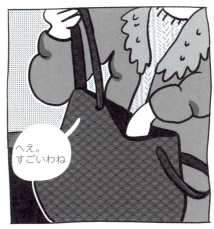

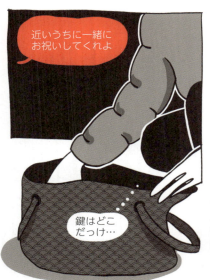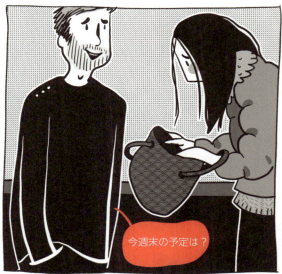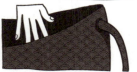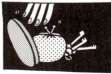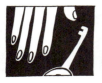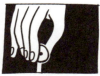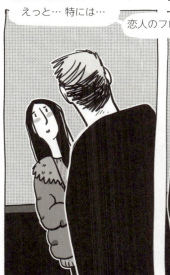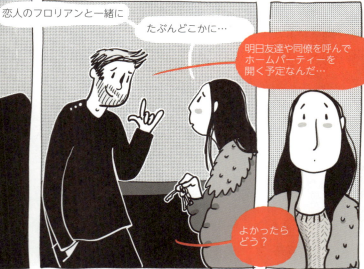

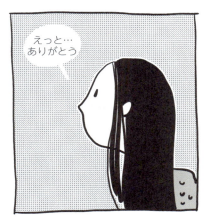
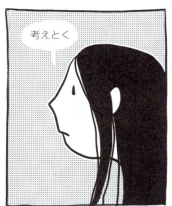
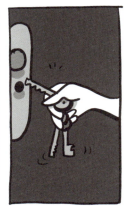
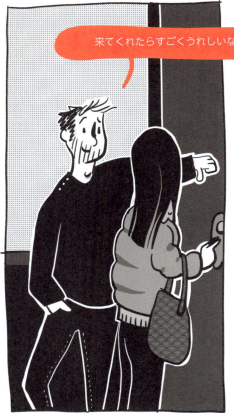
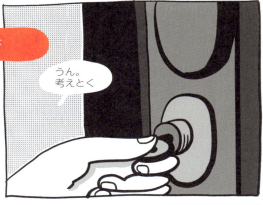
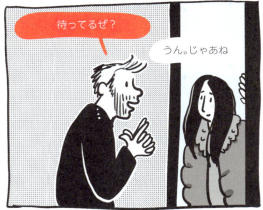

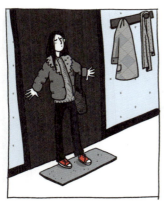
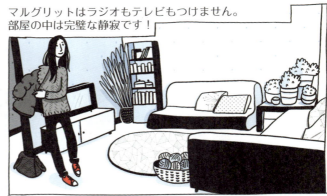

マルグリットはラジオもテレビもつけません。
部屋の中は完璧な静寂です！

すぐにゆったりしたスウェットと
大きめの靴下に着替えます。

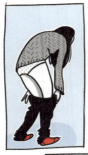
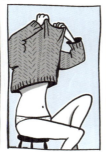
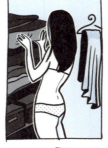
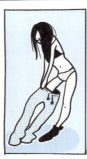
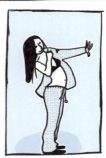
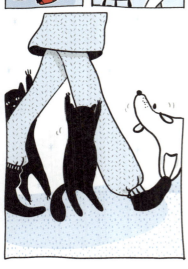
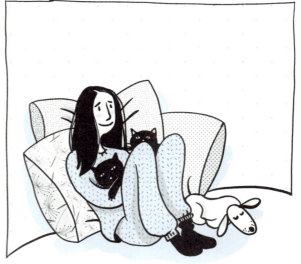

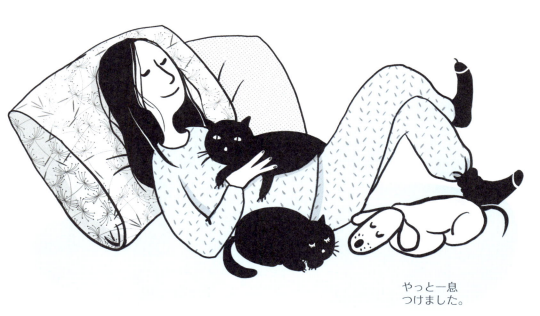

やっと一息
つけました。

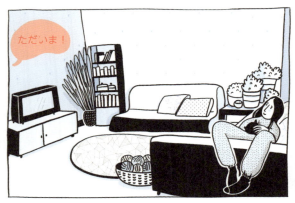
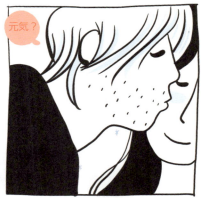
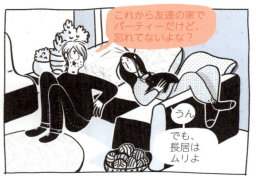
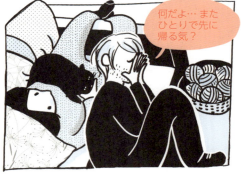
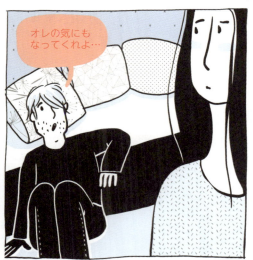
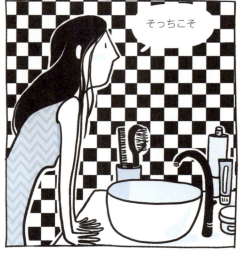

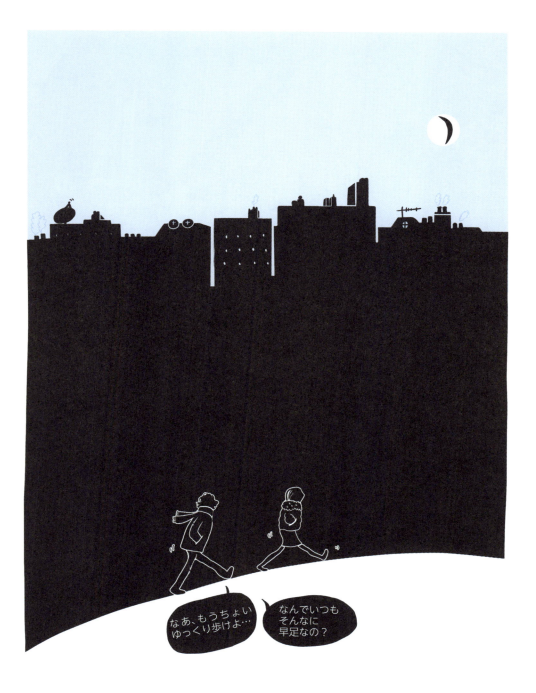

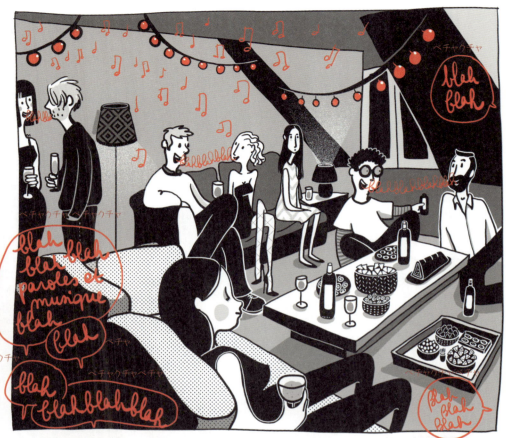
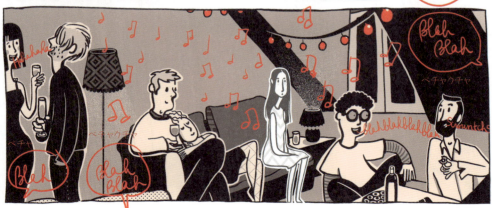

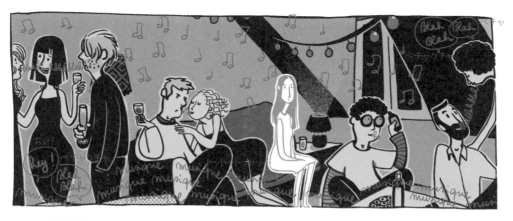
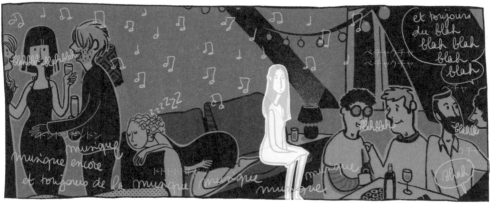
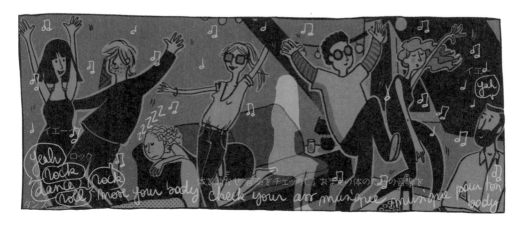

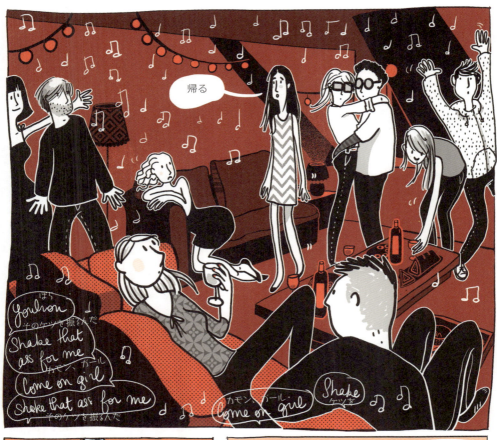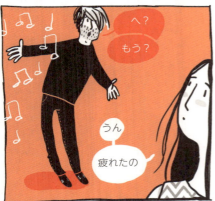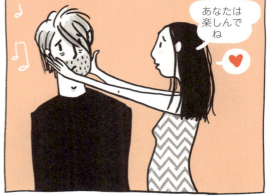

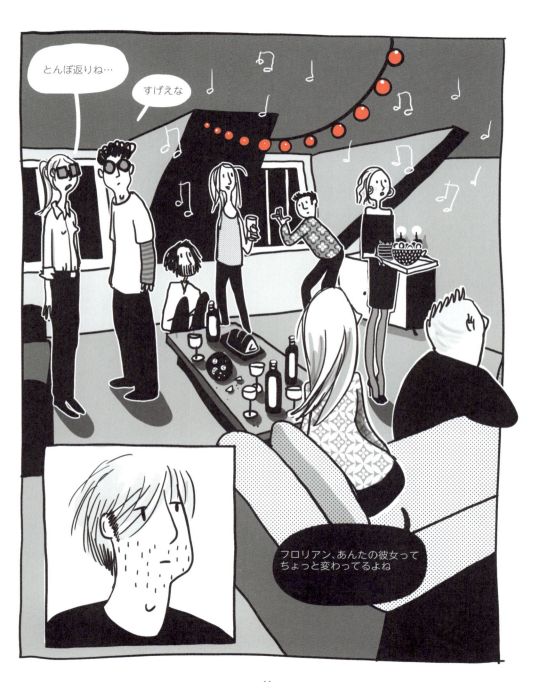

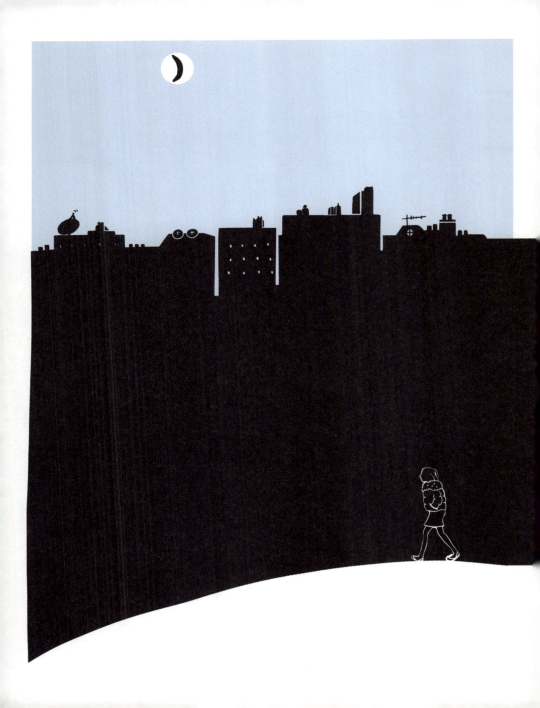

マルグリットとフロリアンのベッドは別々です。どうしてなのでしょう？

実は、一緒に寝たくてもムリなんです。マルグリットは音や動きや匂いに敏感すぎて、誰かと同じベッドで過ごすと、すぐに目が覚めてしまうのです（うまく眠りにつけたとしてですが…）。

彼女はいつも遮光アイマスクと耳栓をつけて眠ります。

セクシーではありませんが、実用的です。

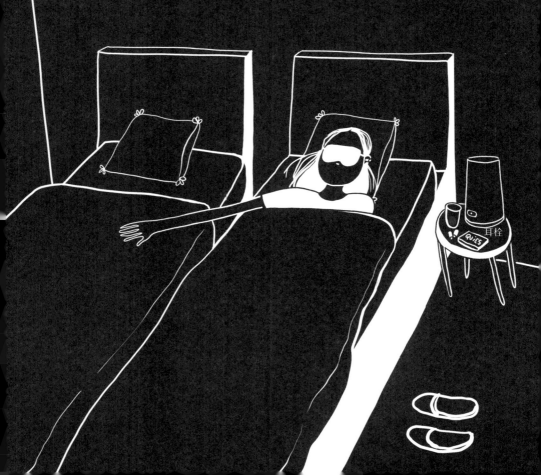

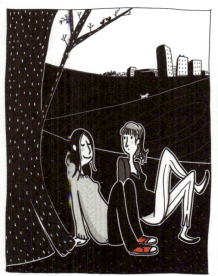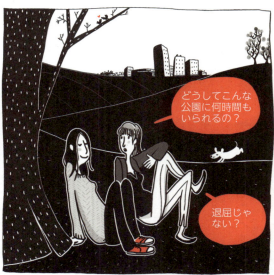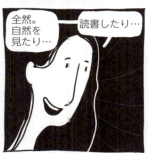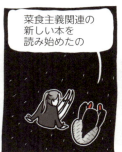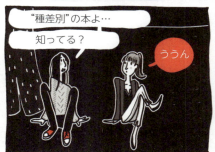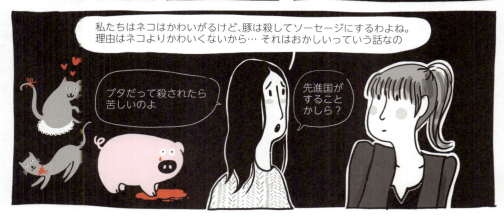

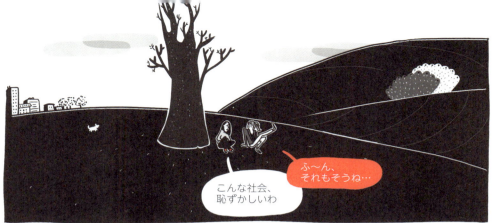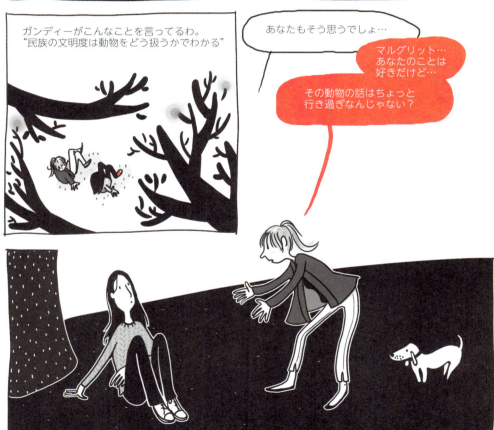

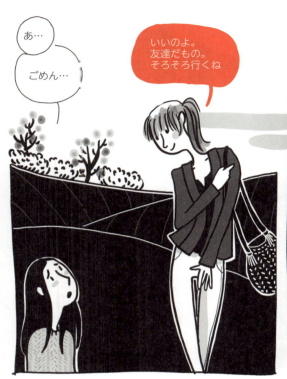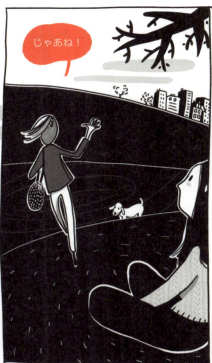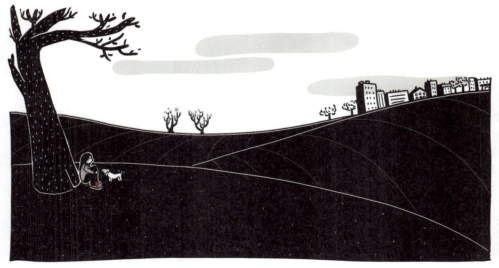

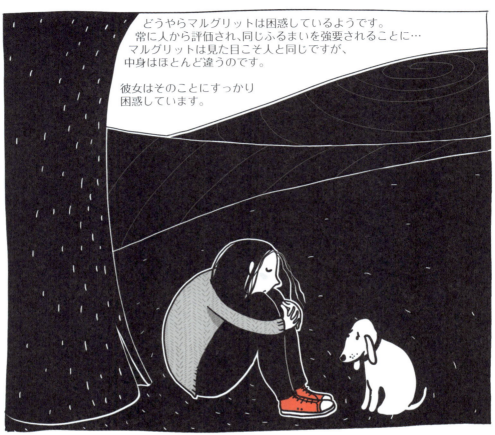

どうやらマルグリットは困惑しているようです。
常に人から評価され、同じふるまいを強要されることに…
マルグリットは見た目こそ人と同じですが、
中身はほとんど違うのです。

彼女はそのことにすっかり
困惑しています。

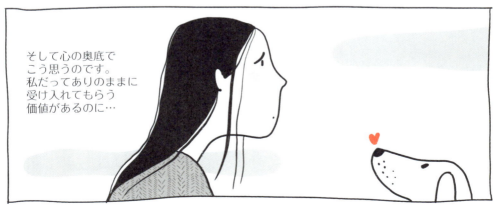

そして心の奥底で
こう思うのです。
私だってありのままに
受け入れてもらう
価値があるのに…

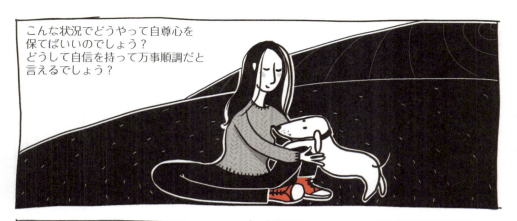

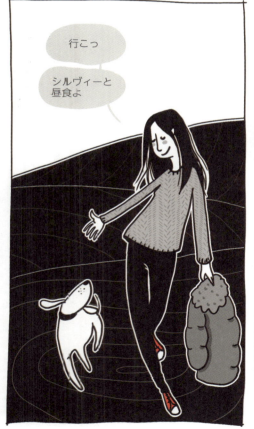
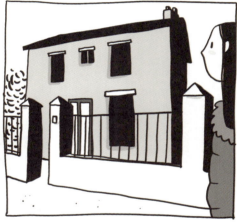
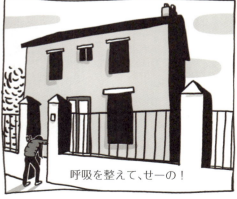

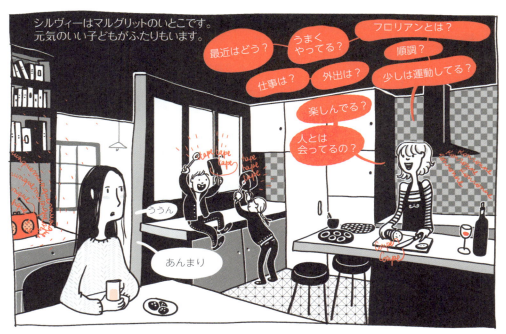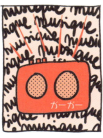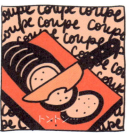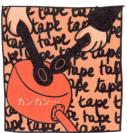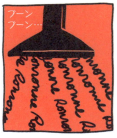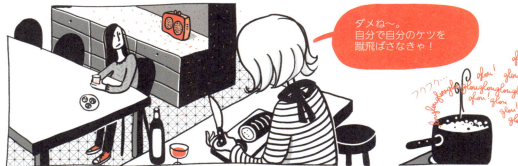

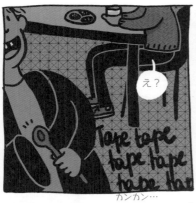
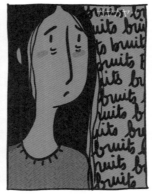
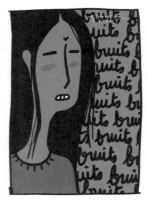

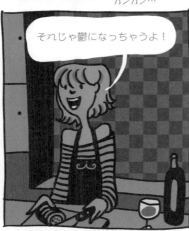
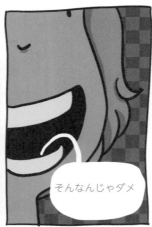
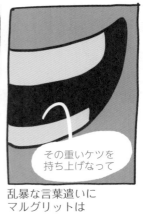

乱暴な言葉遣いに
マルグリットは
思わず面食らいます。

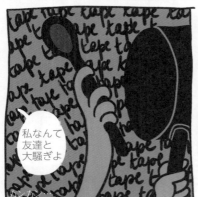
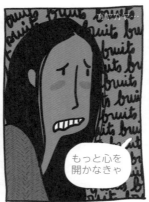
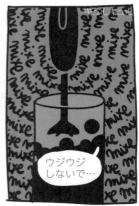

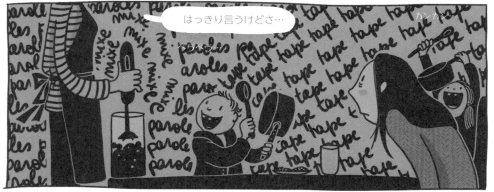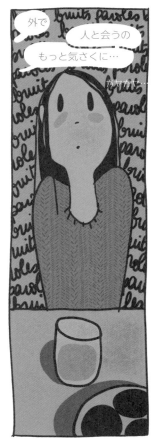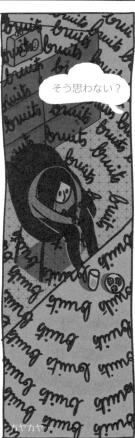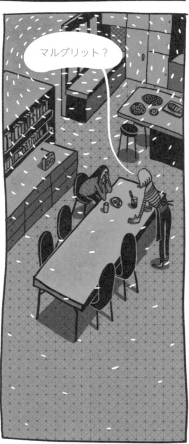

マルグリット、
聞いてる？

マルグリット!!!

ねえ！
大丈夫!?

マルグリット、
どうしちゃったの？

ちょっと！

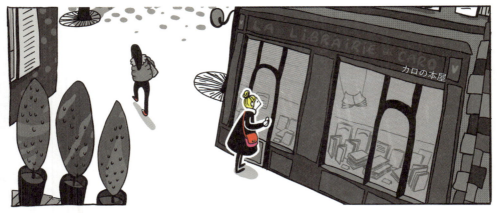
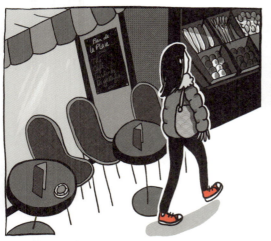
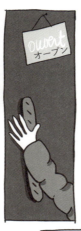
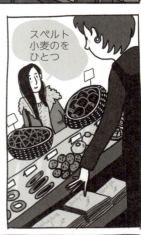
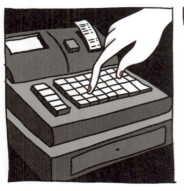
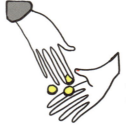
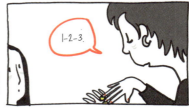
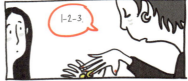

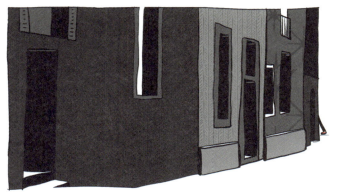
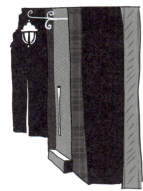
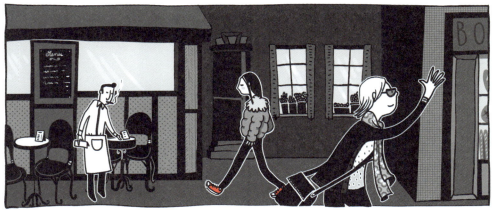
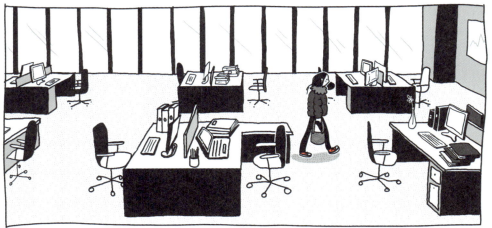

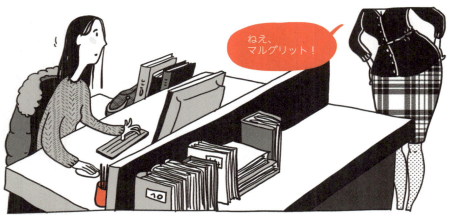
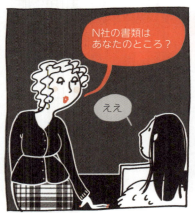
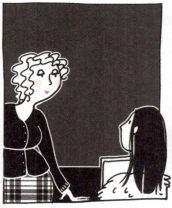
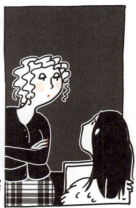
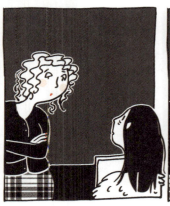
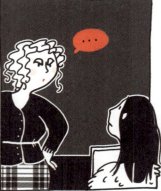
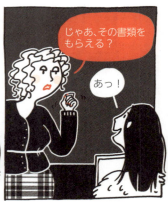

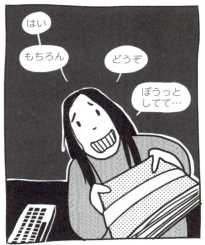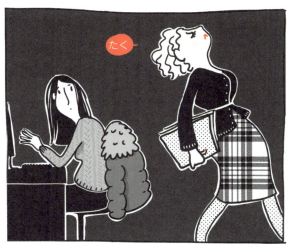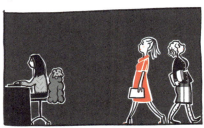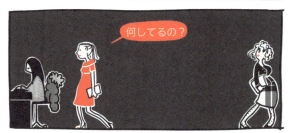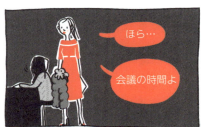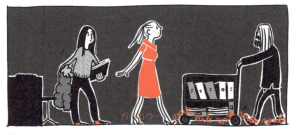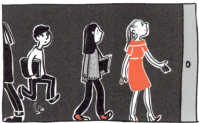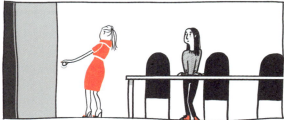

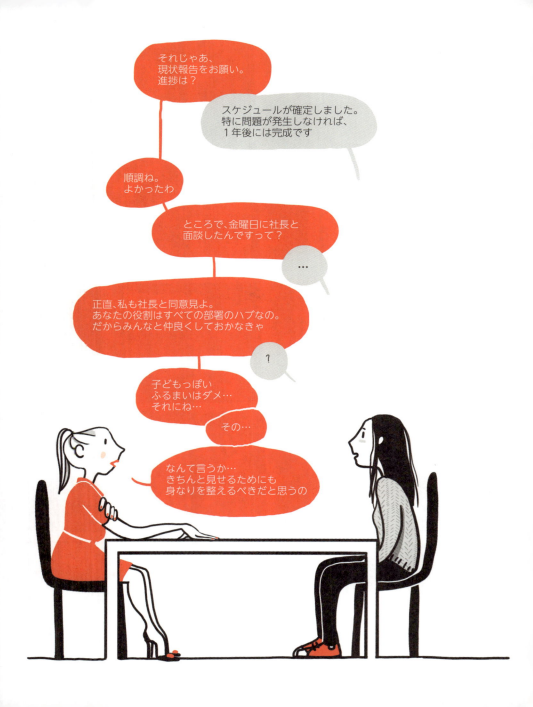

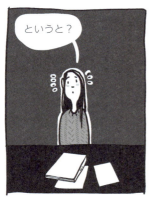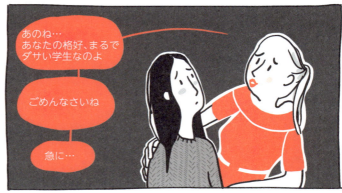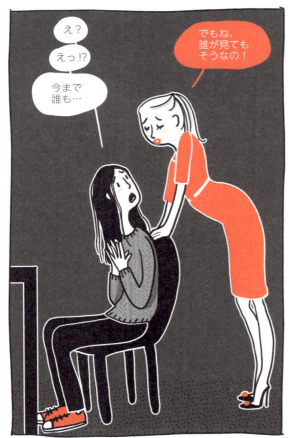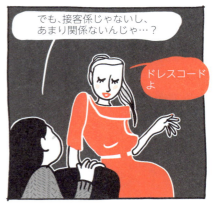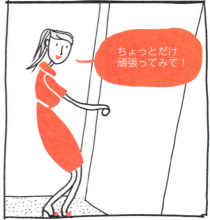

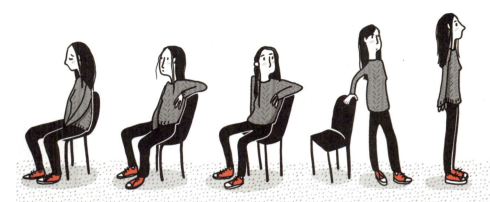
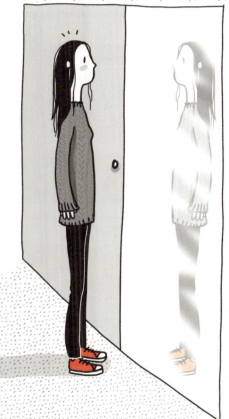
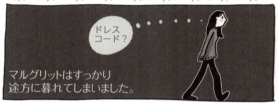
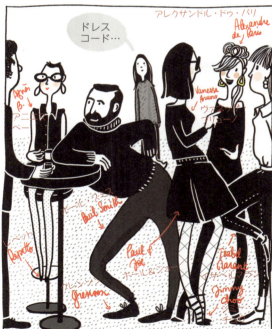

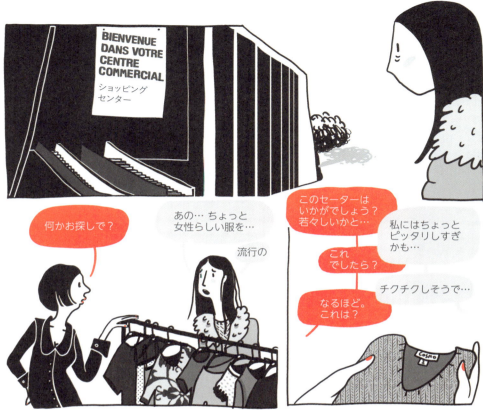

マルグリットが服にうるさいわけではありません。着られる服が限られているんです。
柔らかい素材で、苦しくならない少しゆったりした服でなければなりません。
要するに着心地のいい服です。ちなみに彼女はいつもタグを切ってしまいます。
肌が敏感で、タグに触れると不快になるからです。

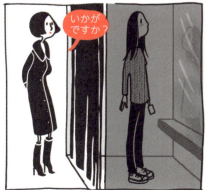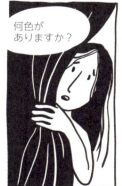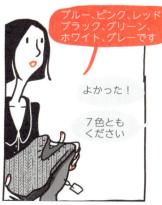

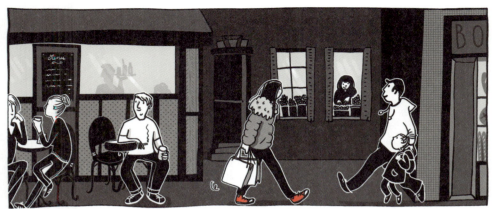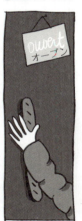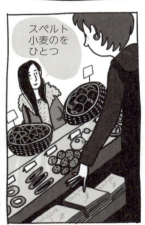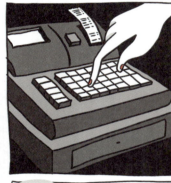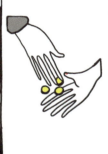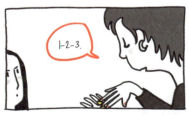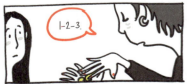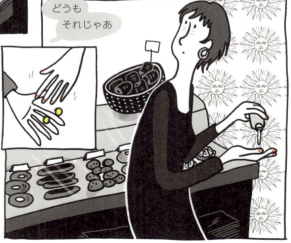

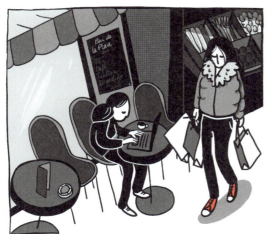
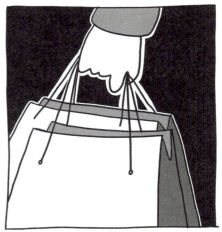
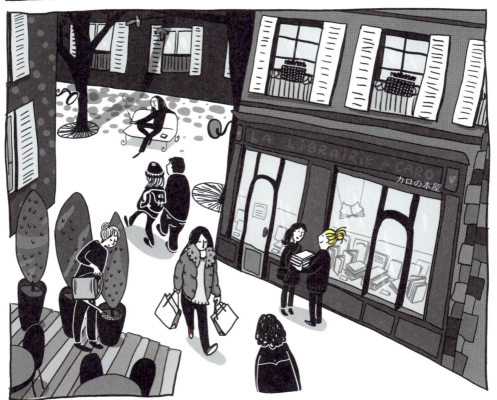

カロの本屋

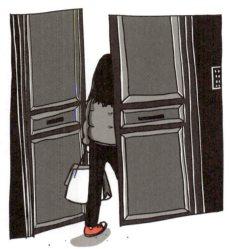

同じコマの繰り返しに飽き飽きかもしれませんね。
でも、この習慣的行動(ルーチン)のおかげで、
マルグリットはホッとした気持ちになれるんです。
私の書店の前を通って、パン屋に寄って、
いつもの通りを抜けて、階段をのぼって…

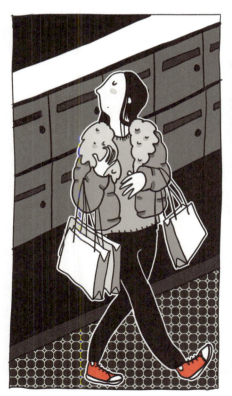

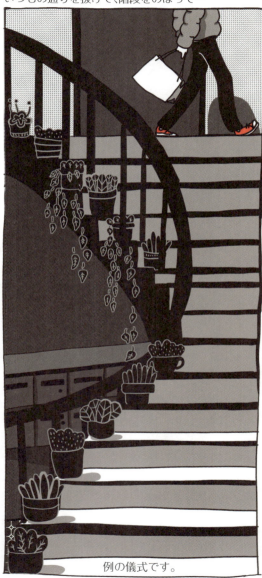

例の儀式です。

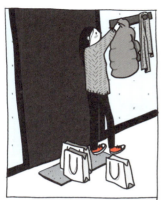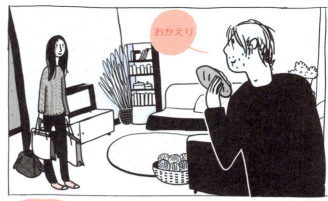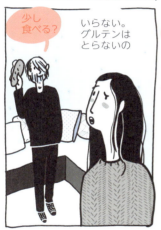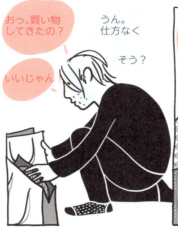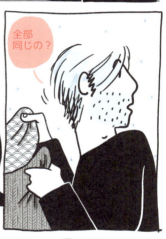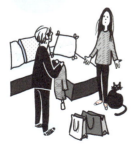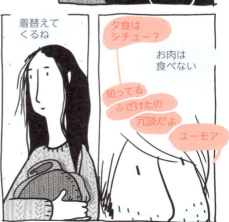

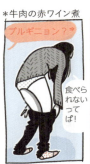
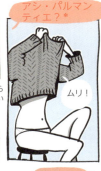
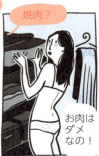
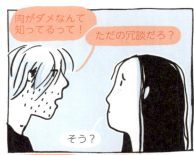
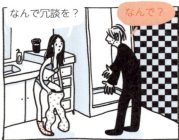
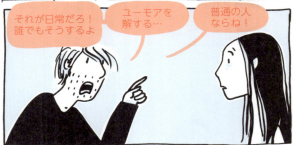
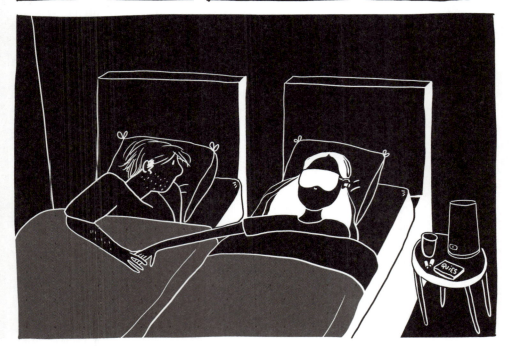

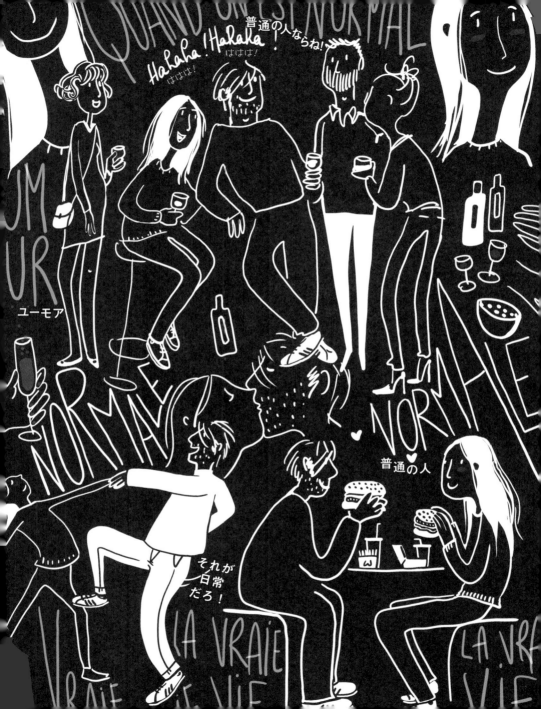

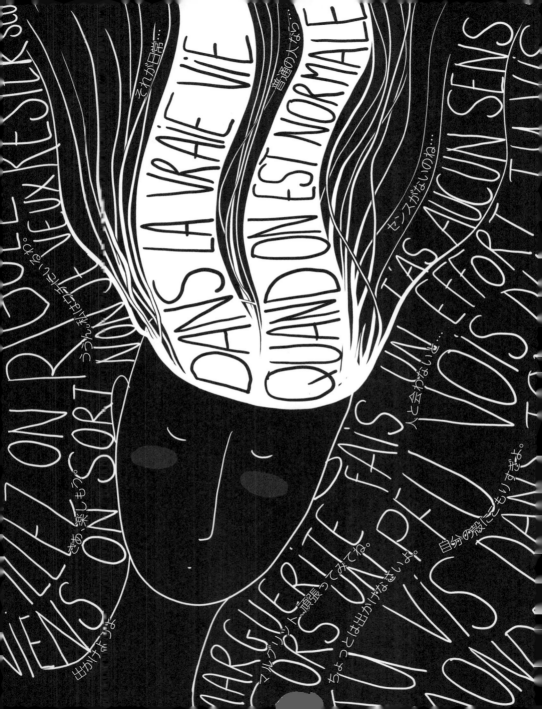

マルグリットは朝の7時に、"光目覚まし時計"の小鳥たちの優しい歌声で目を覚まします。
普通の目覚ましのけたたましいアラームで目を覚ましたりしたら、
彼女は一日中ストレスに悩まされてしまうことでしょう。

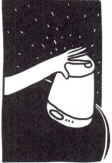
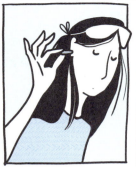
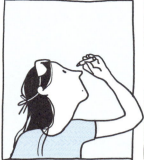
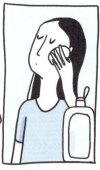
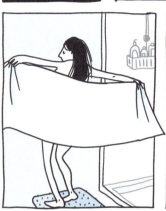
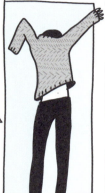

朝食のメニューはいつも同じ。
搾りたての
レモンジュース
はちみつを塗った
グルテンフリーの
パン
植物性ミルクに
浸して食べる

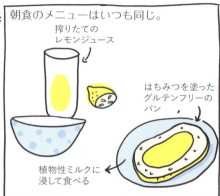
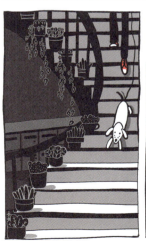
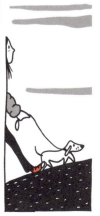
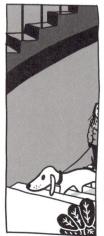
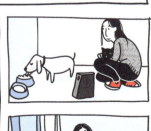
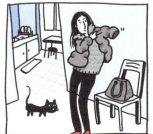

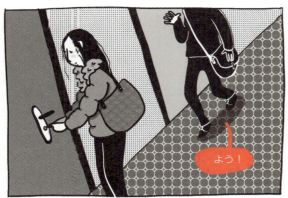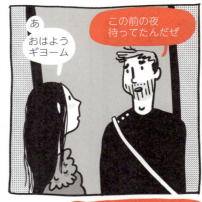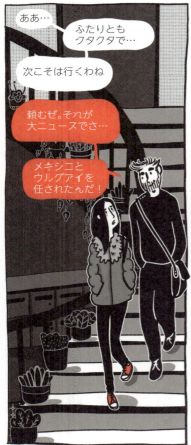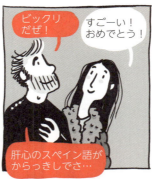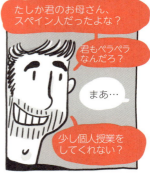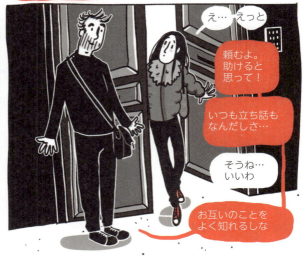

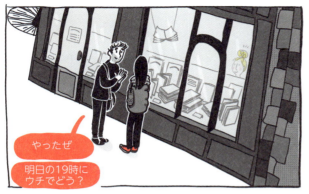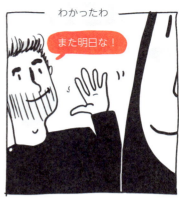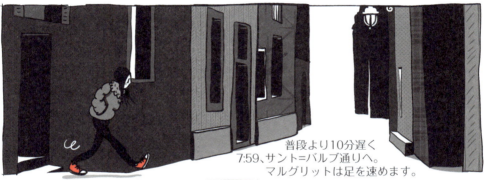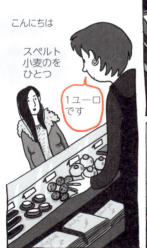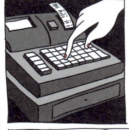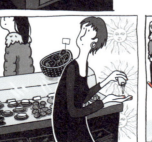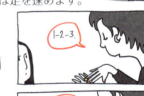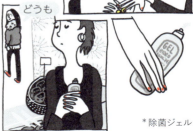

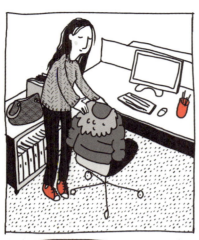
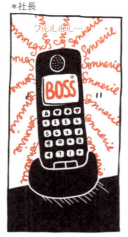
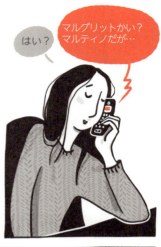
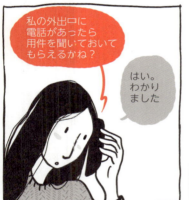
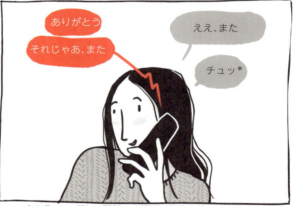

*チュッ＝ フランス語の Bisous（ビズ）で、親しい間柄では電話の最後などにもよく使われる。

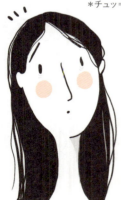
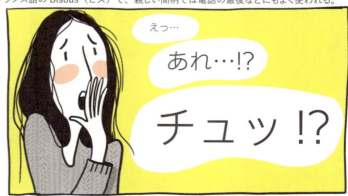

"チュッ"って言っちゃった!?

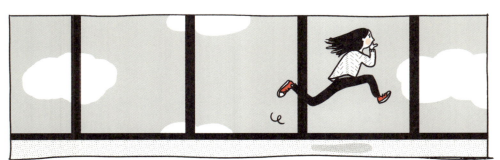

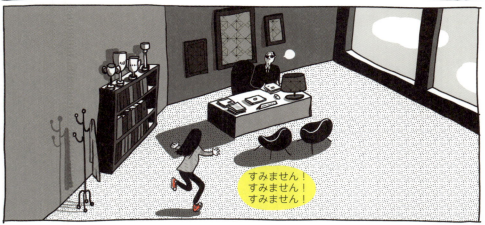

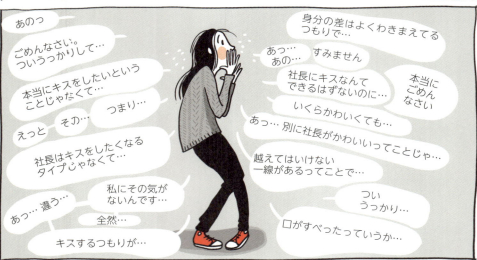

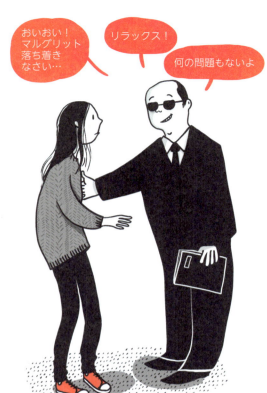

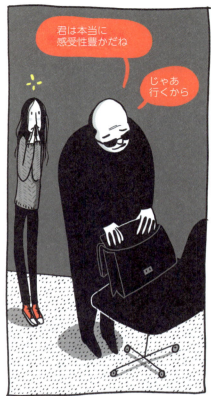

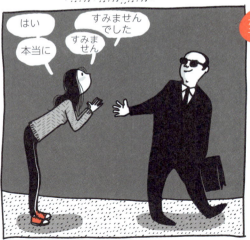

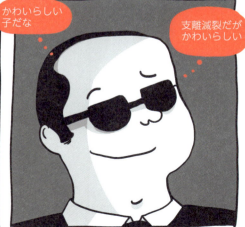

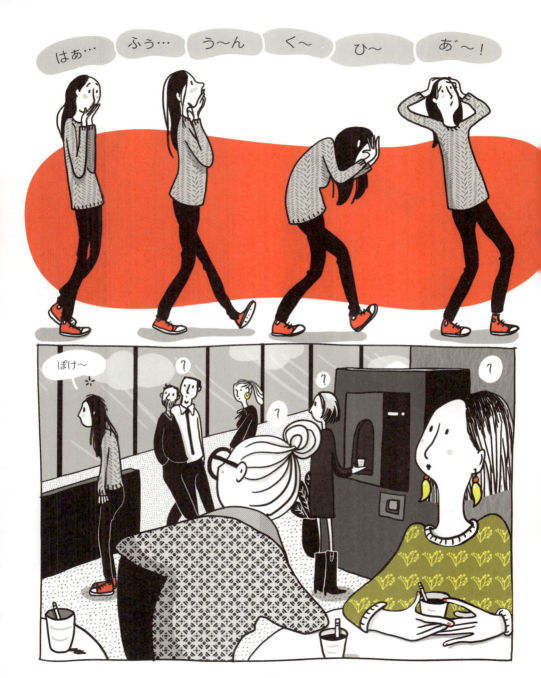

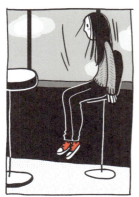
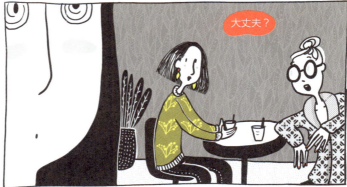
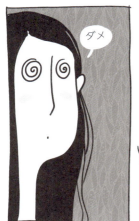
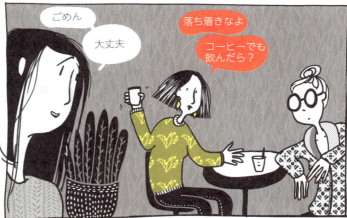
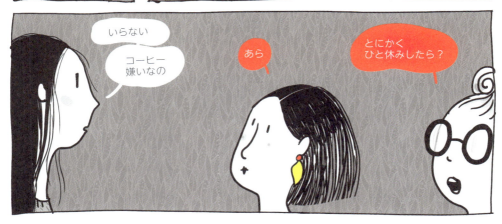

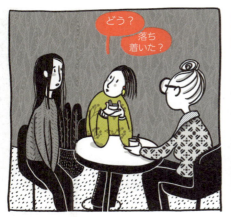
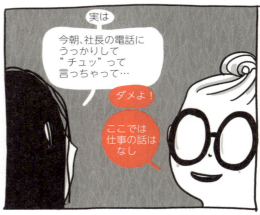
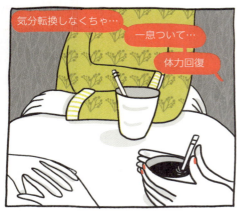
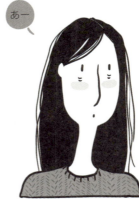
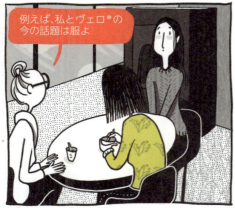
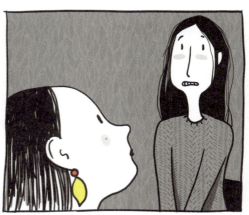

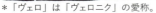

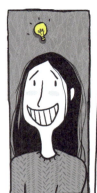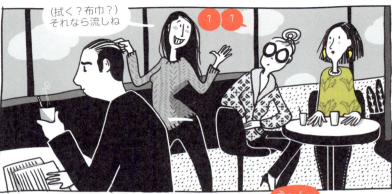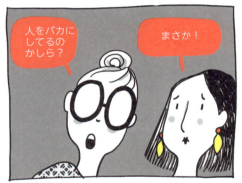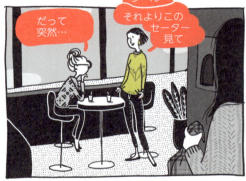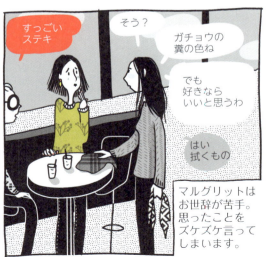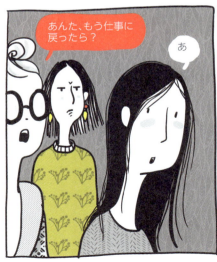

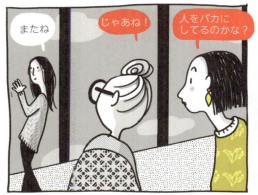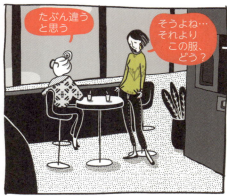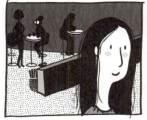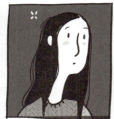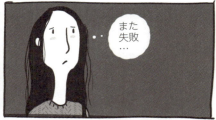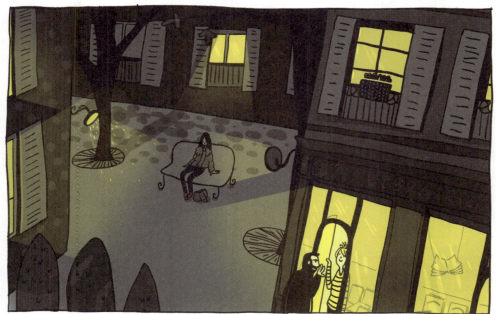

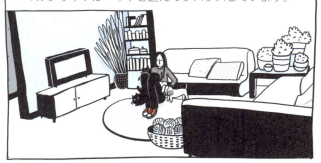
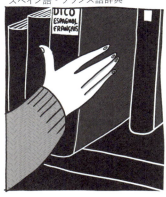
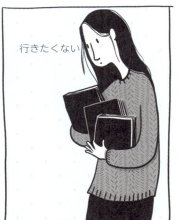
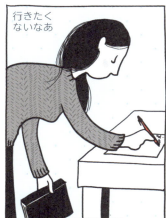
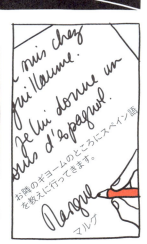
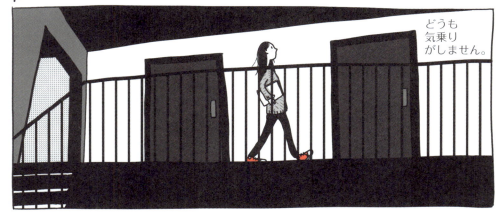

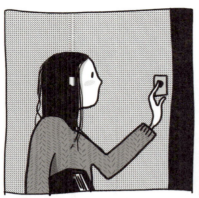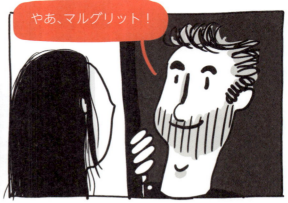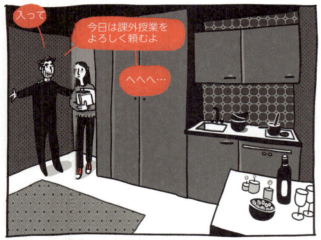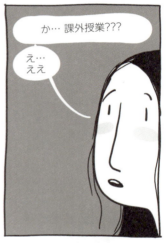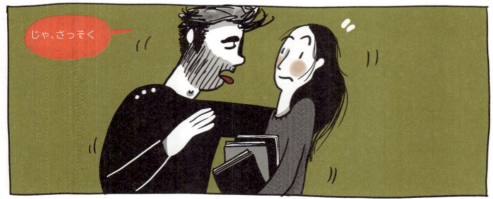

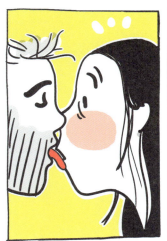
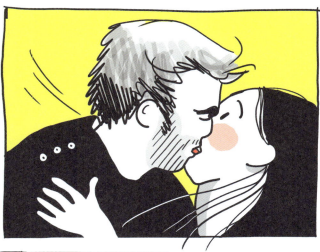
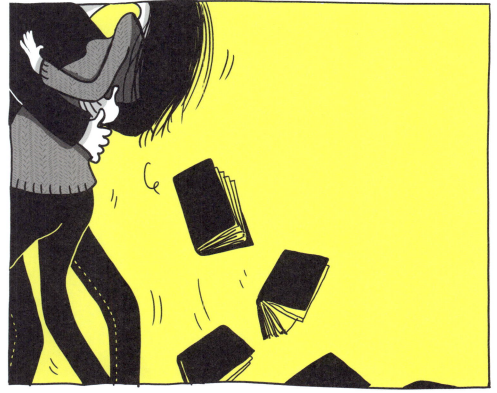

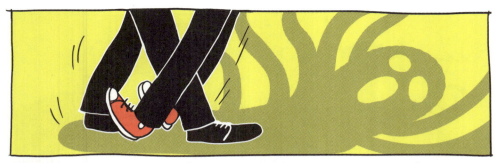
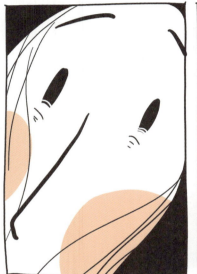
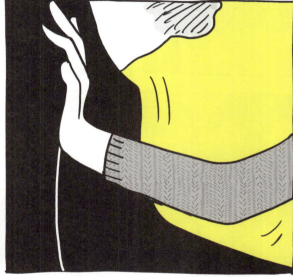
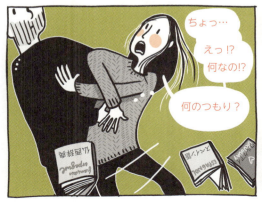
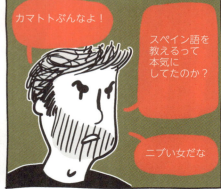

郵 便 は が き

101－8791

507

料金受取人払郵便

神田局
承認

4843

差出有効期間
2020年6月
30日まで

東京都千代田区西神田
2-5-11出版輸送ビル2F
㈱ 花 伝 社 行

ふりがな
お名前

お電話

ご住所（〒　　　　　）
（送り先）

◎新しい読者をご紹介ください。

ふりがな
お名前

お電話

ご住所（〒　　　　　）
（送り先）

愛読者カード

このたびは小社の本をお買い上げ頂き、ありがとうございます。今後の企画の参考とさせて頂きますのでお手数ですが、ご記入の上お送り下さい。

書 名

本書についてのご感想をお聞かせ下さい。また、今後の出版物についてのご意見などを、お寄せ下さい。

◎購読注文書◎　　ご注文日　　年　　月　　日

書　　名	冊　数

代金は本の発送の際、振替用紙を同封いたしますので、それでお支払い下さい。
（2冊以上送料無料）

　　なおご注文は　FAX　　03-3239-8272　または
　　　　　　　　　メール　info@kadensha.net
　　　　　　　　　　　　　　でも受け付けております。

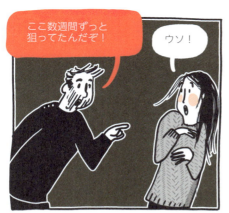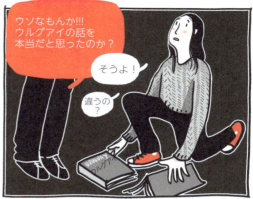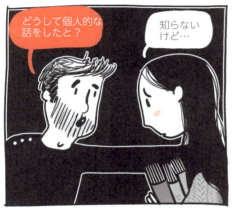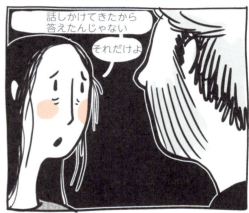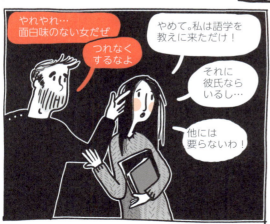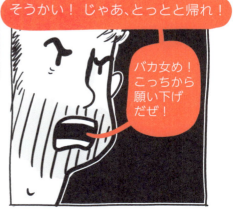

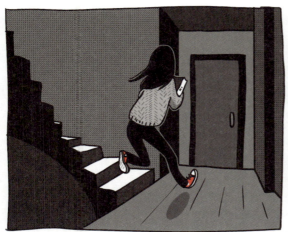
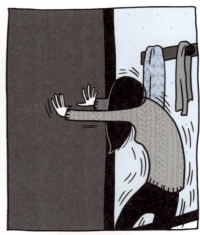
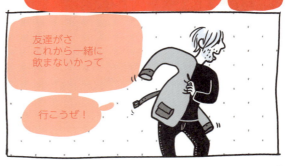
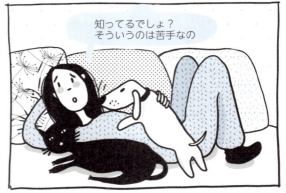

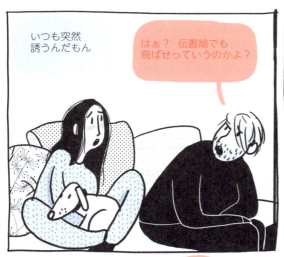
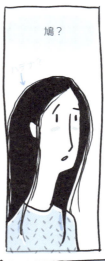
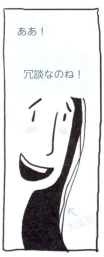
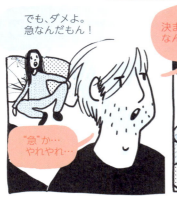
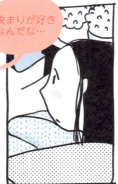
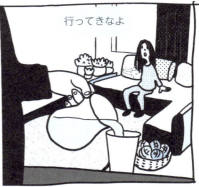
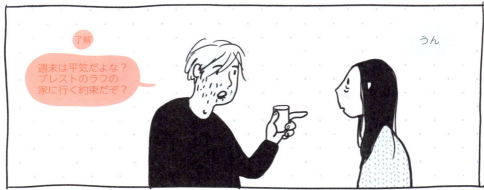

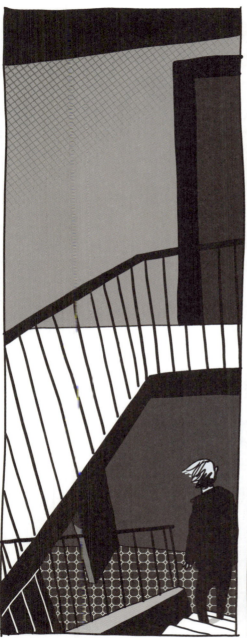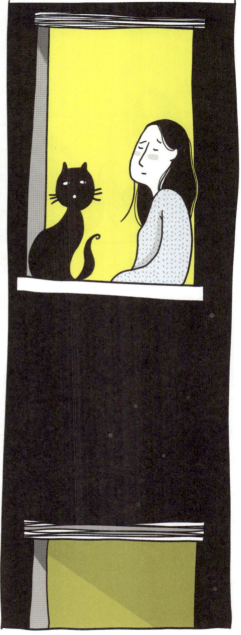

マルグリットは１週間かけてブレスト行きに備えました。
GPSにスーツケース、耳栓、ポーカーフェイス、遠出の覚悟。
フロリアンは楽しくて仕方ない様子です。

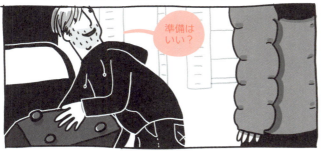
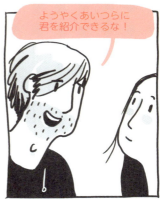
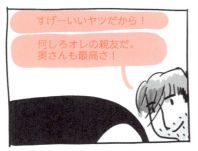
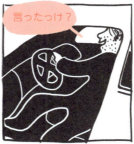
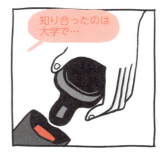
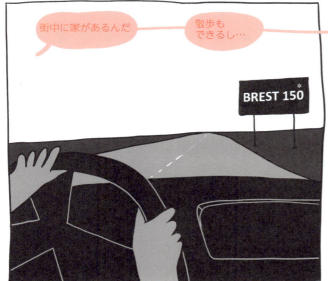
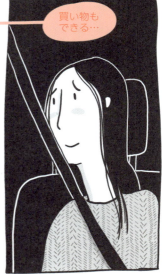

*ブレストまで 150 km

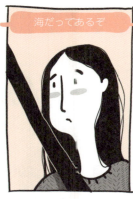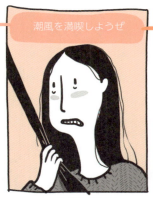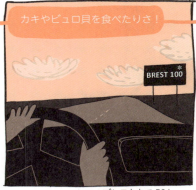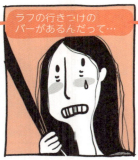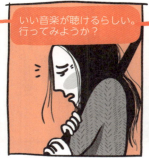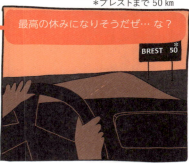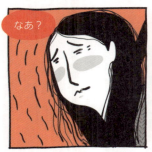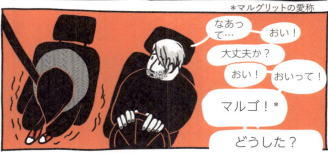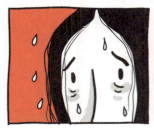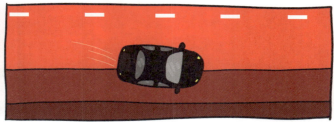

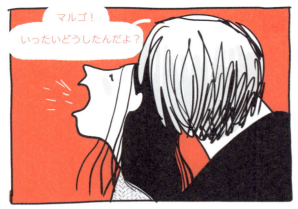
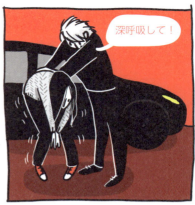
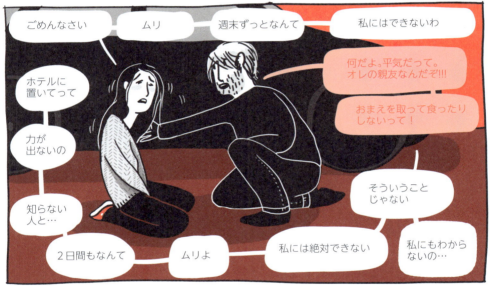
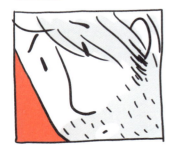
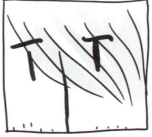
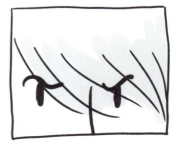

*ナントまで 43 km

もう泣くのは
やめろって…

NANTES 43 *

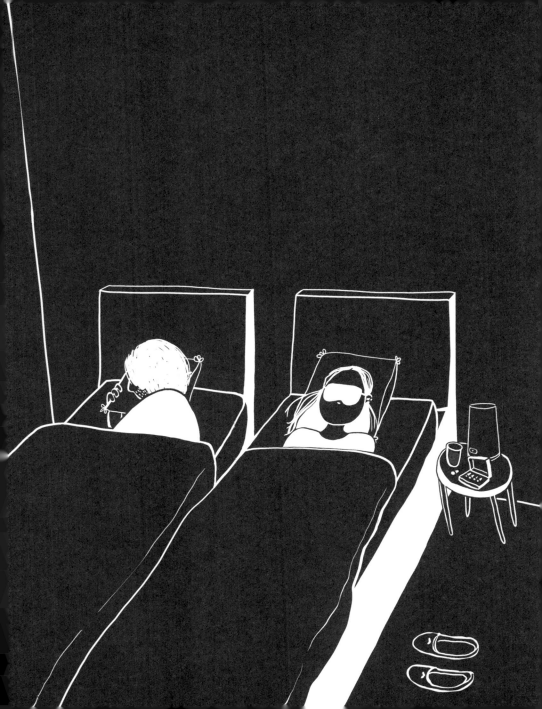

翌日、フロリアンはマルグリットの顔を見ずに済むように映画に出かけていきました。
マルグリットは事態を重く受け止め、ついにインターネットで自分の居心地の悪さについて
調べてみることに…

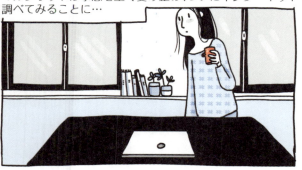
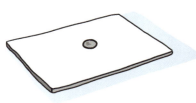

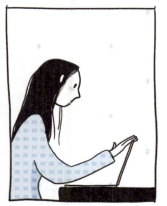
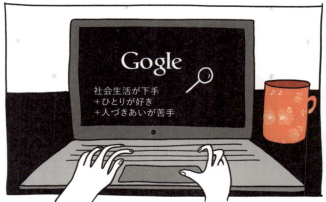

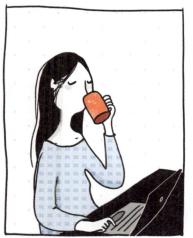

社会不適合...
...不器用...
...交際...

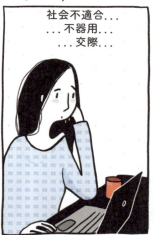

精神運動障害*...
...掲示板...
...自閉症...

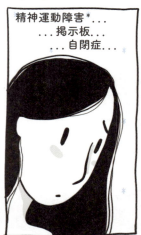

*思考力や集中力の低下などの諸症状が出る。

94

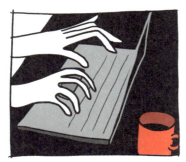
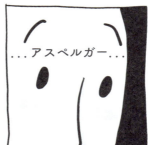
...アスペルガー...
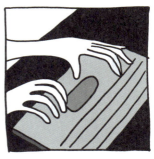
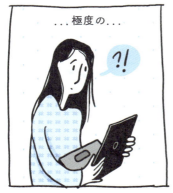
...極度の...
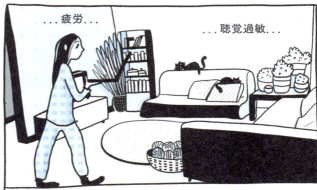
...疲労... ...聴覚過敏...
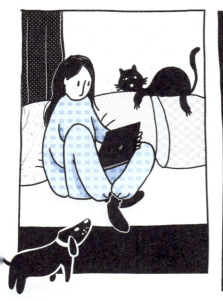

アスペルガー症候群は自閉症の一種で、
相互作用やコミュニケーションに困難を生じたり、
特定の事柄に強いこだわりを示す
という特徴があります。
フランスでは医療従事者にも一般の人にも
まだまだ広く知られていません。

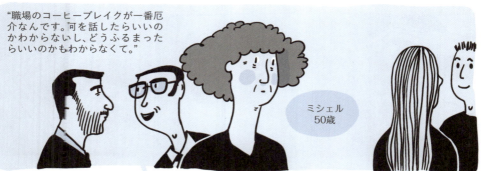

"職場のコーヒーブレイクが一番厄介なんです。何を話したらいいのかわからないし、どうふるまったらいいのかもわからなくて。"

ミシェル
50歳

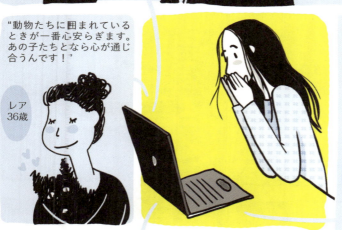

"動物たちに囲まれているときが一番心安らぎます。あの子たちとなら心が通じ合うんです！"

レア
36歳

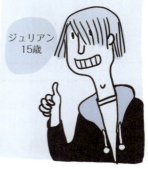

"僕は含みのある言葉やダブルミーニングが苦手なんだ。普通の人たちには当たり前の約束事が僕にはわからない。でも、少しずつ進歩してるよ。"

ジュリアン
15歳

"恋人と一緒にいるのがつらいね。彼女の友達たちは僕の特殊性をなかなか受け入れてくれない。彼らの会話にうまく加われないんだけど、それは僕が彼らに関心がないからじゃなくて、ただ単にやり方が違うだけなんだ。でも、わかってもらえないみたい。"

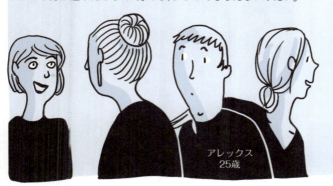

アレックス
25歳

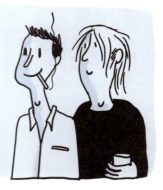

"授業が終わっても、他の学生たちと飲みに行ったりはしない。つきあいが悪いって言われるけど、どうでもいいよ。ウチにいるほうがずっと楽しいからね。ムリする必要なんてないのさ。"

"僕は5年間も病院に入院させられて、神経弛緩剤漬けにされてたんだ。でも、母親がアスペルガー症候群だって気づいて、ようやく退院できたよ。"

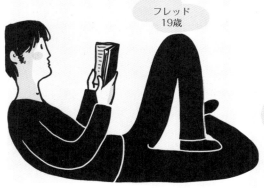

フレッド
19歳

ピエール
18歳

"音や蛍光灯の明かりにとても敏感なんです。人に触られるのも、場合によっては嫌ですね。できるだけそういったものから距離を保つようにしています。"

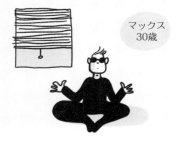

マックス
30歳

"診断がおりたのは35歳になってからでした。それでどれほどホッとしたことか！ 私は自然療法が好きで、何時間も費やしてきたんです。友達と一緒にカフェで過ごすよりずっと好きなくらい。やっとその理由がわかりました。"

"息子が自閉症なんです。ところが、この子に診断がおりて、実は私自身、自閉症だって気づいたんです。息子の中に私自身がいたんです。"

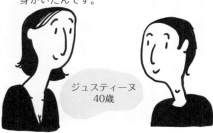

ジュスティーヌ
40歳

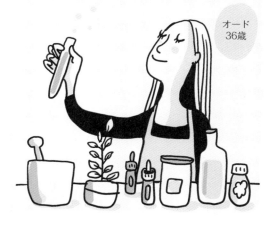

オード
36歳

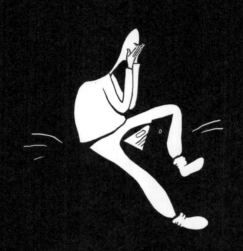

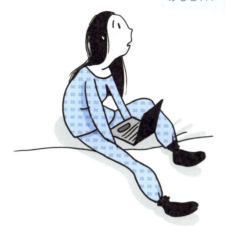

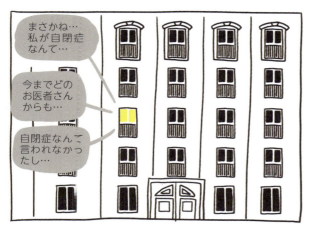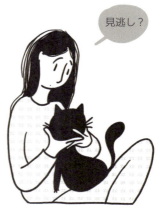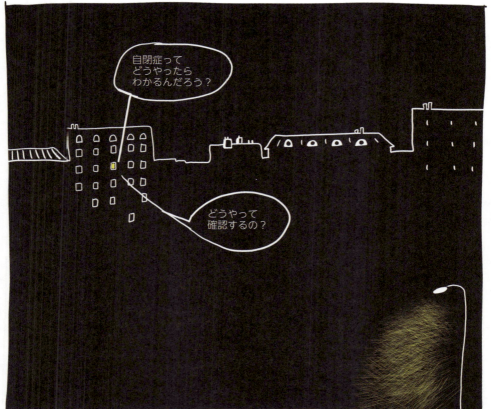

「どうしてマルグリットはもっと早く調べなかったんだろう」って疑問に思っているのは、きっと私だけじゃないはず…。

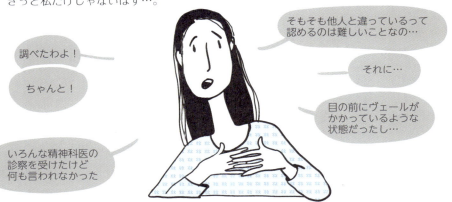

そもそも他人と違っているって認めるのは難しいことなの…

それに…

目の前にヴェールがかかっているような状態だったし…

調べたわよ！

ちゃんと！

いろんな精神科医の診察を受けたけど何も言われなかった

ちょうどその日、マルグリットは高名な心理学者に診察してもらうことになっていました。彼女は以前訪れた同種の医者を全部思い出してみましたが、彼女の苦しみを癒すのはおろか、なぜ彼女がみんなと違っているのか説明できる人さえ、ひとりもいませんでした。

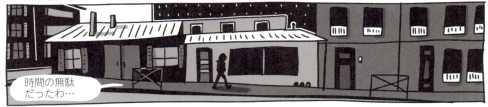

時間の無駄だったわ…

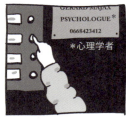

GERARD MAJAX
PSYCHOLOGUE*
0668423412

*心理学者

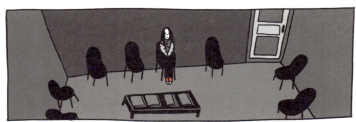

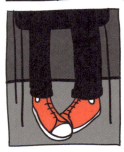

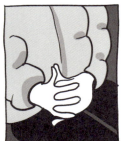

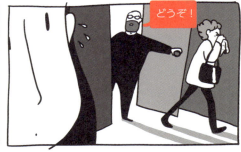

どうぞ！

101

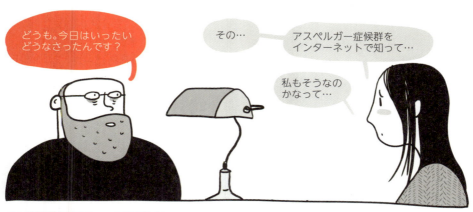

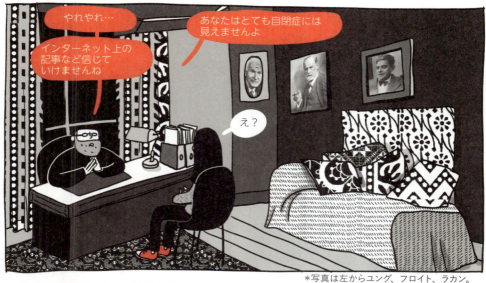

*写真は左からユング、フロイト、ラカン。

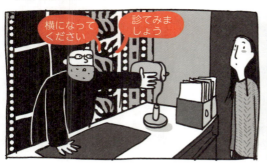

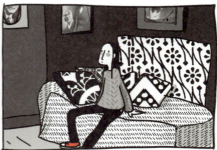

花伝社 新刊案内 2018年夏号

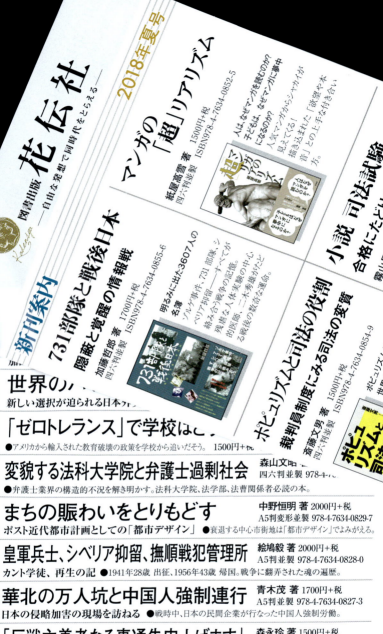

マンガの「超」リアリズム
紙屋高雪 著　四六判並製　1500円+税　ISBN978-4-7634-0852-5

人は、なぜマンガを読むのか? 子どもは、なぜマンガに夢中になるのか? 人気マンガからシャカイが見えてくる! 描き込まれた「欲望」との上手な付き合い方。

731部隊と戦後日本
隠蔽と覚醒の情報戦
加藤哲郎 著　四六判並製　1700円+税　ISBN978-4-7634-0855-6

明らかに出された3607人の名簿──ソ連のハバロフスク裁判、米国のフォート・デトリック、731部隊すべての解明なき戦争の記憶。細菌戦人体実験の中心的医師、二木秀雄の数奇な運命。

小説 司法試験
合格にたどりつくまで
霧山昂 著　四六判並製　1500円+税　ISBN978-4-7634-0854-9

ポピュリズムと司法の役割
裁判員制度にみる司法の変質
斎藤文男 著　四六判並製　1500円+税　ISBN978-4-7634-0853-2

世界の
新しい選択が迫られる日本外交

「ゼロトレランス」で学校はよみがえるか
●アメリカから輸入された教育破壊の政策を学校から追いだそう。　1500円+税

変貌する法科大学院と弁護士過剰社会
森山文昭 著　四六判並製　978-4-7634-
●弁護士業界の構造的不況を解き明かす。法科大学院、法学部、法曹関係者必読の本。

まちの賑わいをとりもどす
中野恒明 著　2000円+税　A5判変形並製　978-4-7634-0829-7
ポスト近代都市計画としての「都市デザイン」　●衰退する中心市街地は「都市デザイン」でよみがえる。

皇軍兵士、シベリア抑留、撫順戦犯管理所
絵鳩毅 著　2000円+税　A5判並製　978-4-7634-0828-0
カント学徒、再生の記　●1941年28歳 出征、1956年43歳 帰国。戦争に翻弄された魂の遍歴。

華北の万人坑と中国人強制連行
青木茂 著　1700円+税　A5判並製　978-4-7634-0827-3
日本の侵略加害の現場を訪ねる　●戦時中、日本の民間企業が行なった中国人強制労働。

「反戦主義者なる事通告申上げます」
森永玲 著　1500円+税　四六判並製　978-4-7634-0825-9
反軍を唱えて消えた結核医・末永敏事　●1938年、反軍を唱え、その身を追われた男、その流転の人生。

興隆の旅　中国・山地の村々を訪ねた14年の記録
中国・山地の人々と交流する会 著　1600円+税　A5判並製　978-4-7634-0822-8
●日本軍・三光作戦の被害の村人は今。歴史と友情の発見の記録。

習近平の夢　台頭する中国と米中露三角関係
岡倉天心賞受賞　矢吹晋 著　2500円+税　A5判上製　978-4-7634-0820-4
●習近平がシルクロードにかけた夢「一帯一路」政策の中で、中国・アメリカ・ロシアが目指す新秩序とは?

物言えぬ恐怖の時代がやってくる
田島泰彦 編著　1000円+税　A5判ブックレット　978-4-7634-0819-8
共謀罪とメディア　●テロ対策が目的ではない!　メディアの立場から世紀の悪法を斬る!

習近平政権と今後の日中関係
久佐賀義光 著　1500円+税　四六判並製　978-4-7634-0844-0
日本の対応が利用されている現実　●中国ビジネスに携わって40年、現場からの提言。

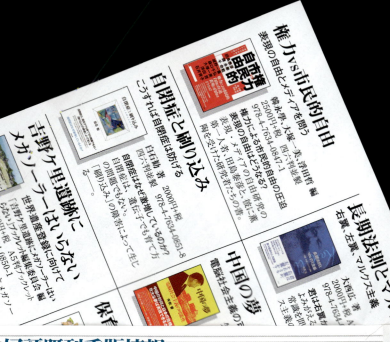

好評既刊重版情報

マッドジャーマンズ
ドイツ移民物語 **2刷**

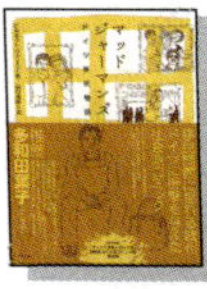

ビルギット・ヴァイエ 著
山口侑紀 訳
1800円+税
A5判変形並製
978-4-7634-0833-4

移民問題に揺れる欧州。
ドイツに衝撃を与えた社会派コミック。

都市をたたむ
人口減少時代をデザインする
都市計画 **8刷**

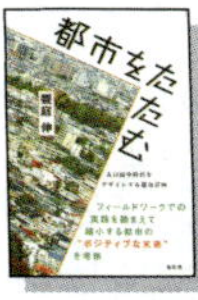

饗庭伸 著
1700円+税
四六判並製
978-4-7634-0762-7

縮小する都市の
"ポジティブな未来"を考察

心さわぐ憲法9条
護憲派が
問われている **2刷**

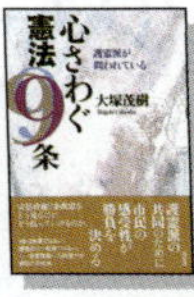

大塚茂樹 著
1500円+税
四六判並製
978-4-7634-0836-5

護憲派の共同のために
市民の感受性が勝負を決める。

朝鮮学校物語
あなたのとなりの
「もうひとつの学校」 **3刷**

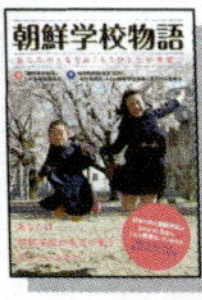

『朝鮮学校物語』日本
版編集委員会 編
1200円+税
A5判ブックレット
978-4-7634-0739-9

あなたは、朝鮮学校の
本当の姿を知っていますか？

「飽食した悪魔」の戦後
731部隊と二木秀雄
『政界ジープ』 **2刷**

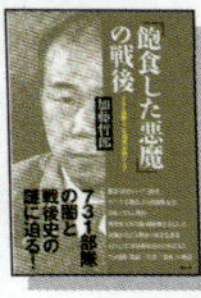

加藤哲郎 著
3500円+税
A5判上製
978-4-7634-0809-9

731部隊の闇と
戦後史の謎に迫る！

オルタナティブ
ロックの社会学 **2刷**

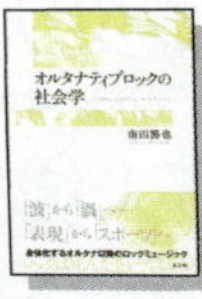

南田勝也 著
1700円+税
四六判並製
978-4-7634-0698-

「波」から「渦」へ——
「表現」から「スポーツ」へ——

花伝社ご案内

◆ご注文は、最寄りの書店または花伝社まで、電話・FAX・Eメール・ハガキなどで直接お申し込み下さい。(直送の場合、2冊以上送料無料)
◆花伝社の本の発売元は共栄書房です。
◆花伝社の出版物についてのご意見・ご感想、企画についてのご意見・ご要望などもぜひお寄せください。
◆出版企画や原稿をお持ちの方は、お気軽にご相談ください。

〒101-0065　東京都千代田区西神田2-5-11 出版輸送ビル2F
電話　03-3263-3813　FAX　03-3239-8272
E-mail　info@kadensha.net
ホームページ　http://www.kadensha.net

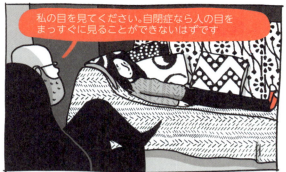
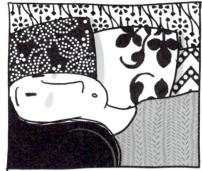
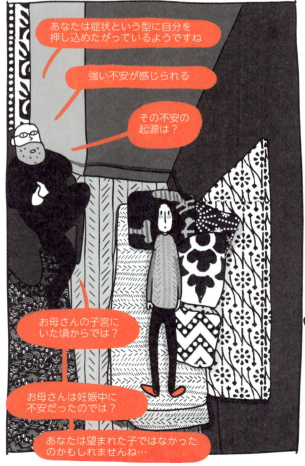
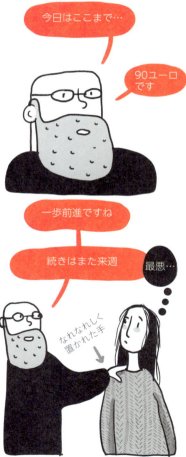

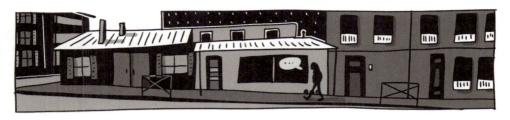
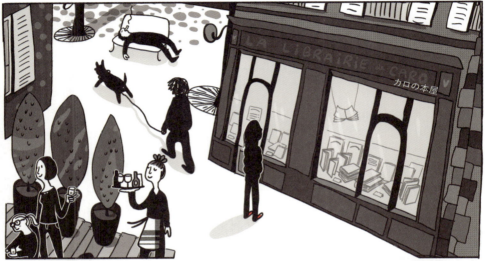
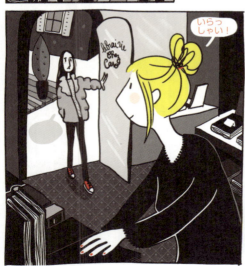
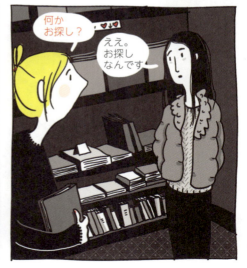

こうして私"カロ"ことカロリーヌは、マルグリットと知り合いになりました。
前を通るのはよく目にしていたけど、彼女が本屋に入ってくることはなかったのです。

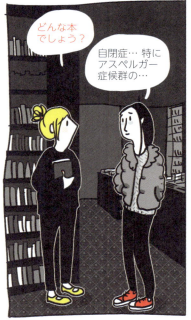
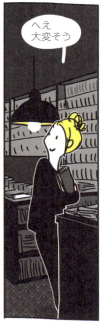
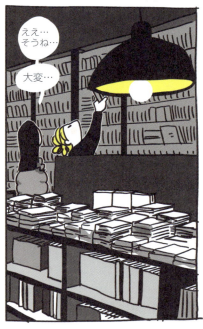

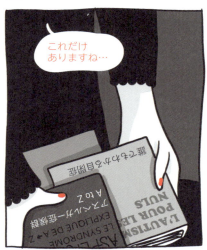
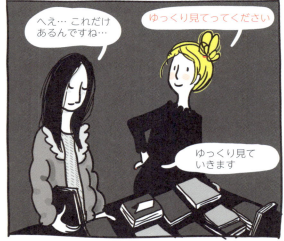

マルグリットの話し方は、"エコラリア(オウム返し)"と呼ばれるものでした。
最後に聞いた言葉をほぼ自動的に繰り返してしまう言語障害です。
後になって知ったのですが、繰り返しているうちに彼女は自分の考えをまとめていたのです。

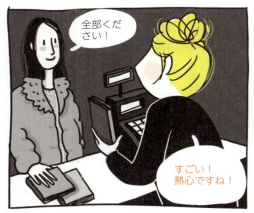
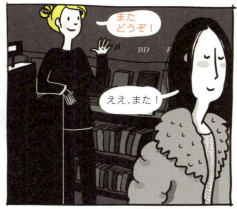

私は今まで一生を自己分析に費やしてきました。それこそ果物の皮でもむくように、自分の行動や反応、無能ぶりを子細に見つめてきました。そうして、どうにか自分自身を改良しようとしたのです。よりよい自分、2.0の私になるために。私は常に私という人間の価値を維持し、日常の中でそれを活かそうとしてきました。私は神経学的定型の人々の中に放り込まれた自閉症患者なのです。何が何でも彼らの機能的な世界に適合する必要がありました……。そんな私だから、自己中心的なのは当然です。それは生き残るためのメカニズムみたいなものなのです。

何もかもがうまくいかない時には、死んでしまいたくなったり、不吉な考えが頭の中で渦巻いたりして、自分のことしか考えられなくなってしまいます。どうやって生き残るかということしか。毎秒、毎分が自分自身との闘いで、それは人生における小さな勝利とでも言うべきものなのです。家族は、私の人生のこうした側面については何も知りません。私自身、周囲の人びとを、こうした私の最も暗い部分には近づけないようにしてきたのです。その結果、彼らは、私が突然彼らに連絡しなくなり、防衛的になり、話を聞かなくなり、殻の中に閉じこもってしまったと感じるのです。彼らの目には、私はエゴイズムのモンスターに映ります。私にしてみれば、姉にこんなふうに言うことだってできるのです。「ねえ、私が今この瞬間、お姉ちゃんの前にいないのは、死んでしまいたい気持ちに呑みまれそうだからなんだよ」。今の私にとって最優先事項は、どうにか生き残ることなり、姉に良心の呵責を感じさせることなんて論外です。姉を励ましてやるのなんて無理なことです。でも、それはどうしてもなってしまうのです。私にどんな権利があって私にそんな苦労を強いるというのでしょう。そんなことをするくらいなら、私は姉からエゴイストだと見られた方がましです。私はエゴイストです。

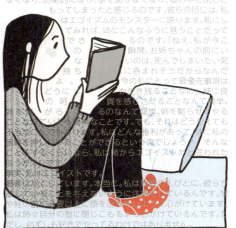

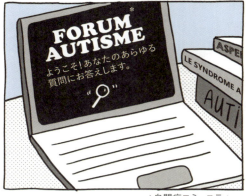

＊自閉症コミュニティ

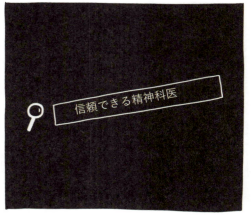

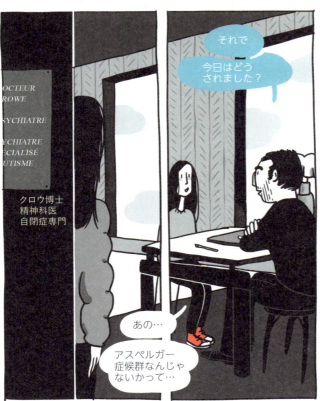
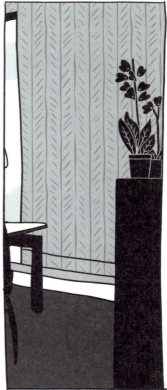
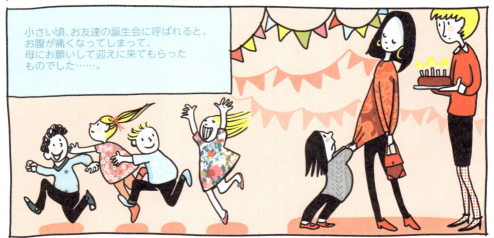

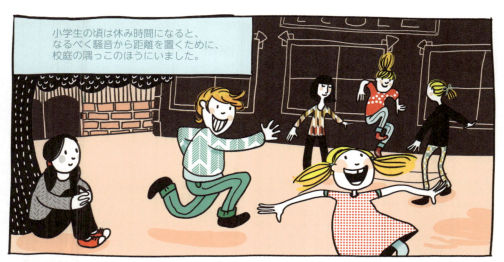

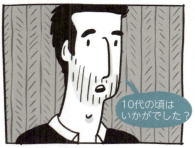

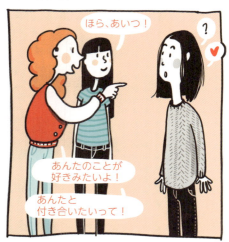
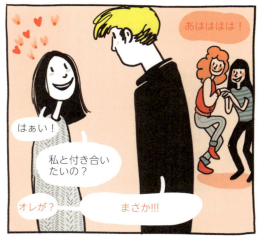

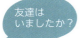
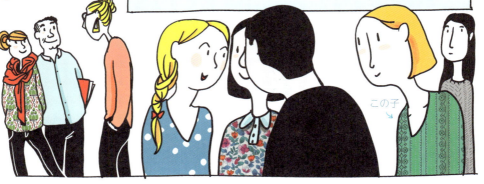
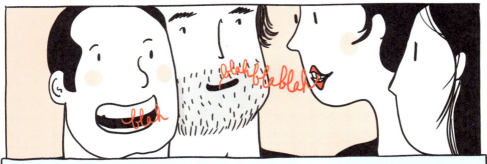
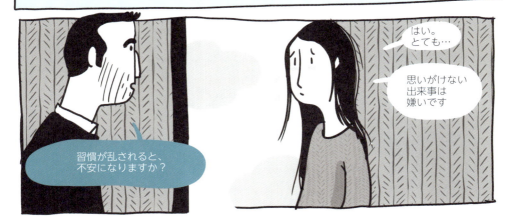

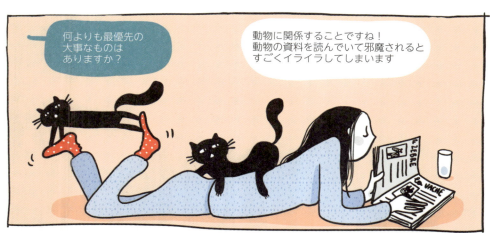
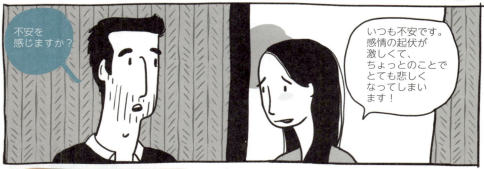
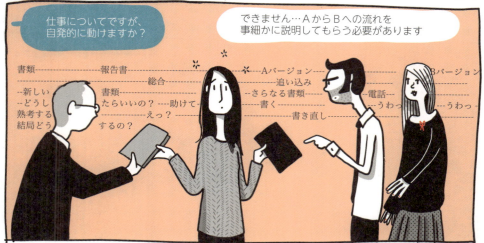

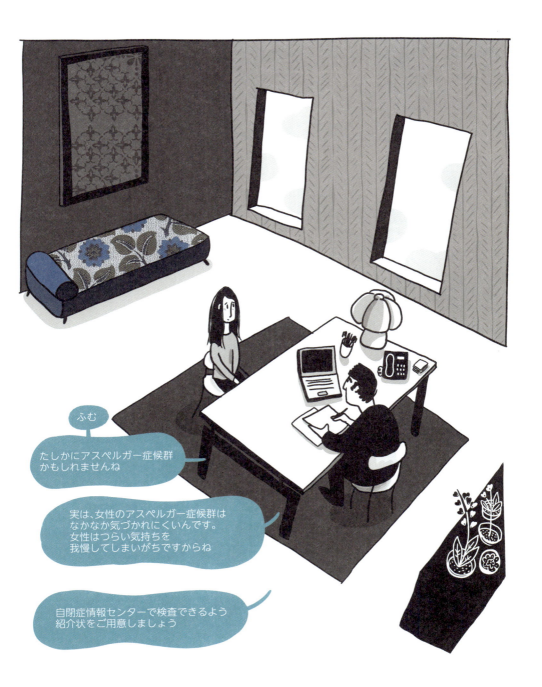

マルグリットは診察を終えると、ホッとした様子でクロウ博士の診療所を出ました。
ようやく真剣に応対してもらえた気がしたのです。

彼女はその日のうちに自閉症情報センターに電話をして、検査を予約しました。

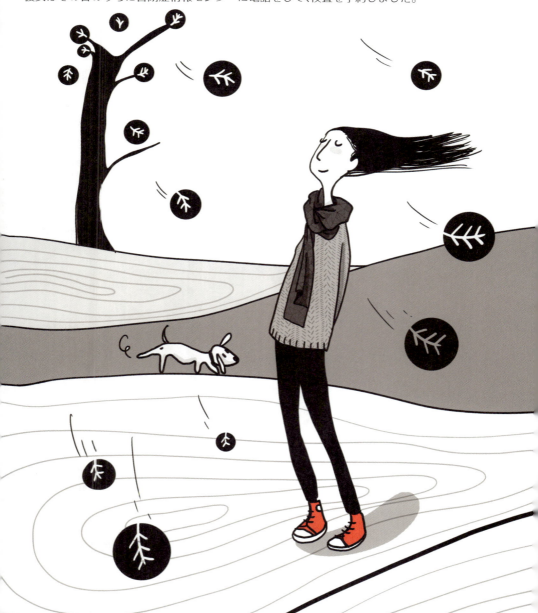

それから長い間…

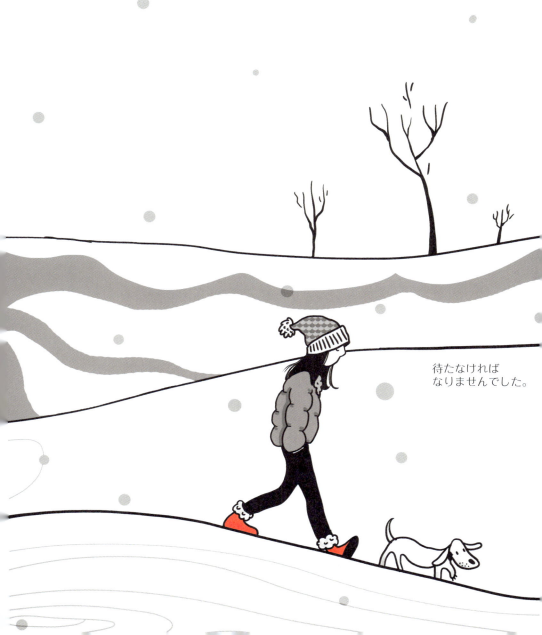

待たなければ
なりませんでした。

とても長い間…

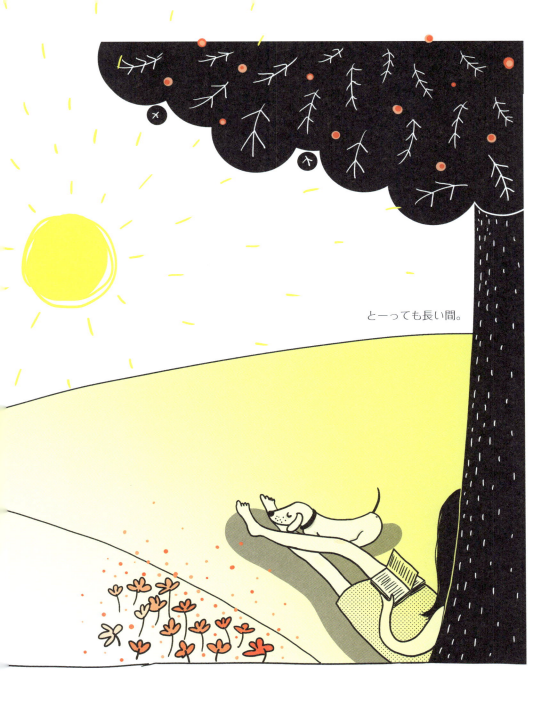
とーっても長い間。

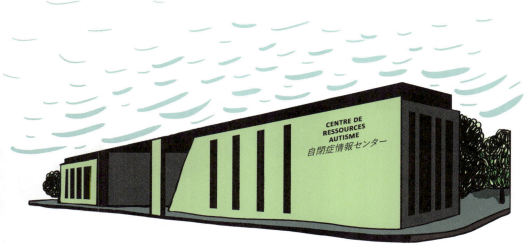

いよいよその日がやってきました。自閉症かどうか判断するのに2日間の検査が必要です。

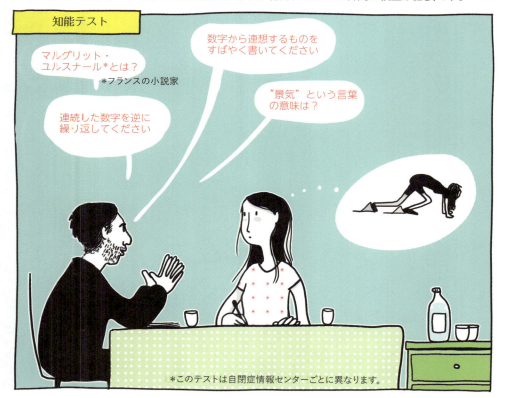

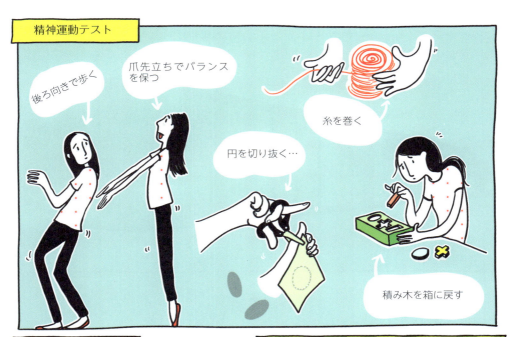
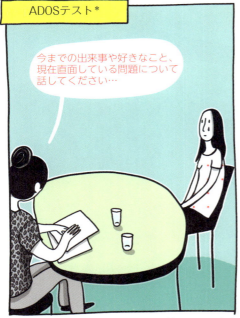
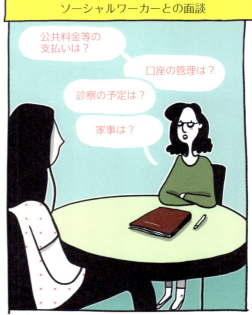

*ADOSとは Autism Diagnostic Observation Schedule（自閉症診断観察尺度）の略。

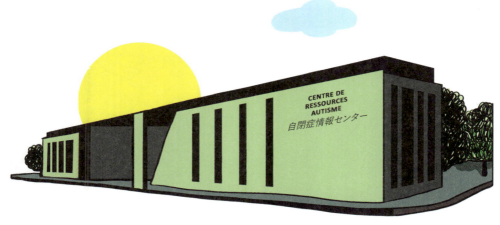

さまざまな領域の専門家たちが集まったこのチームが、
互いに補完し合いながらマルグリットの症例を検討することになります。

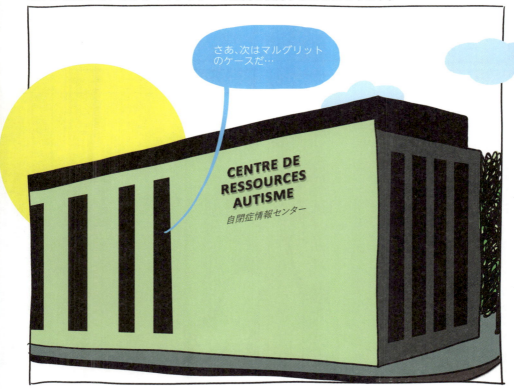

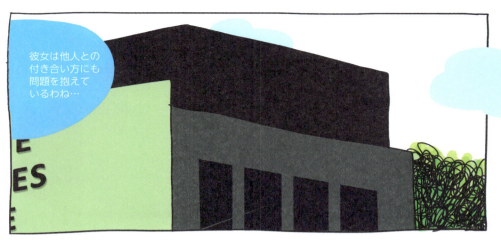
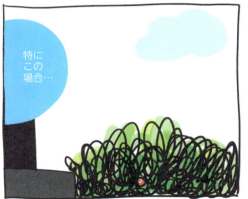
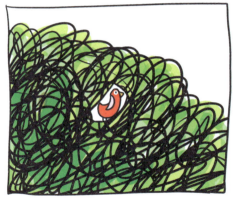
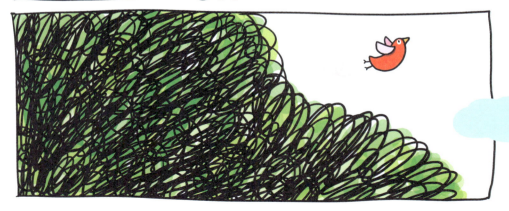

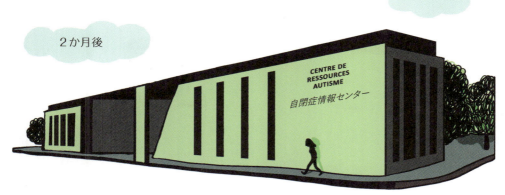

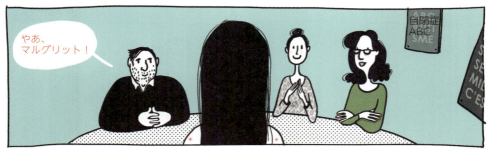

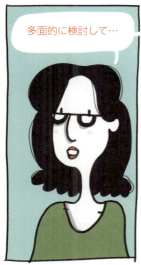
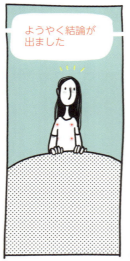
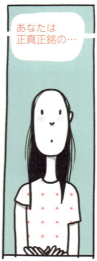
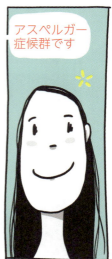

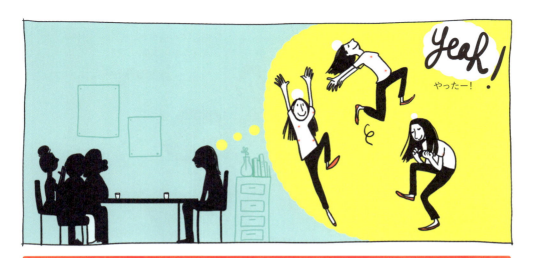

C . Q . F . D

証明終わり

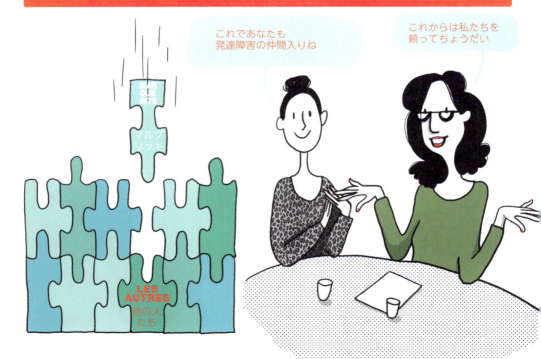

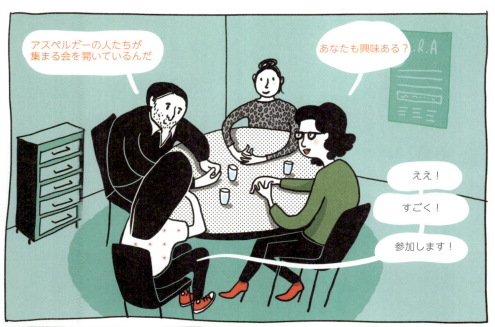
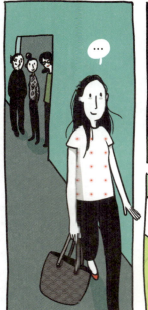
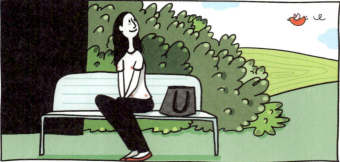
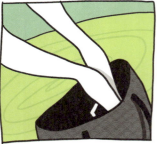
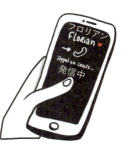

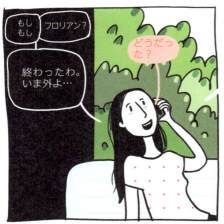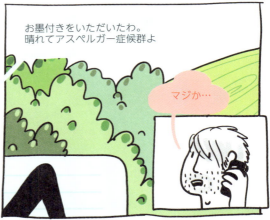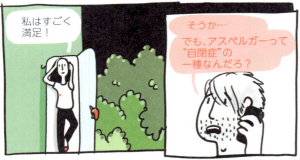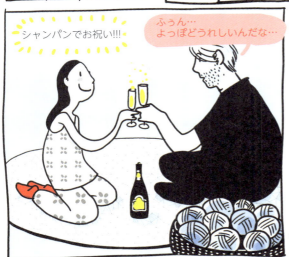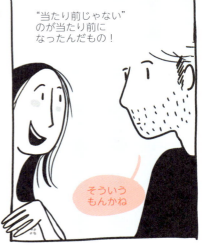

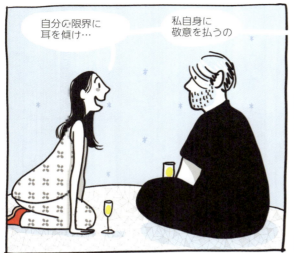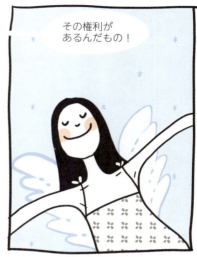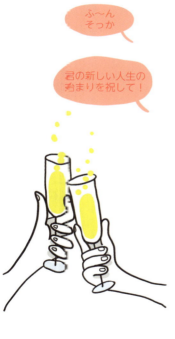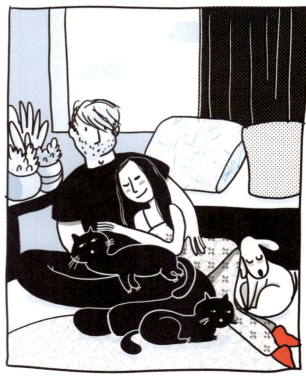

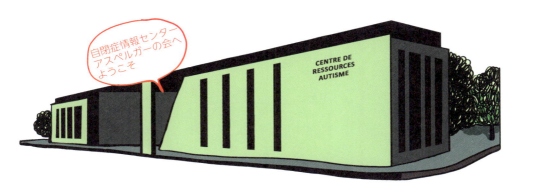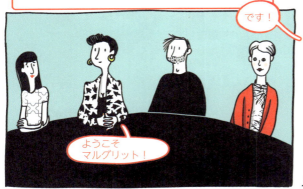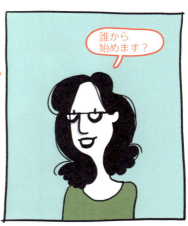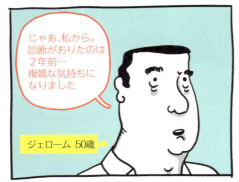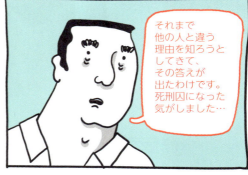

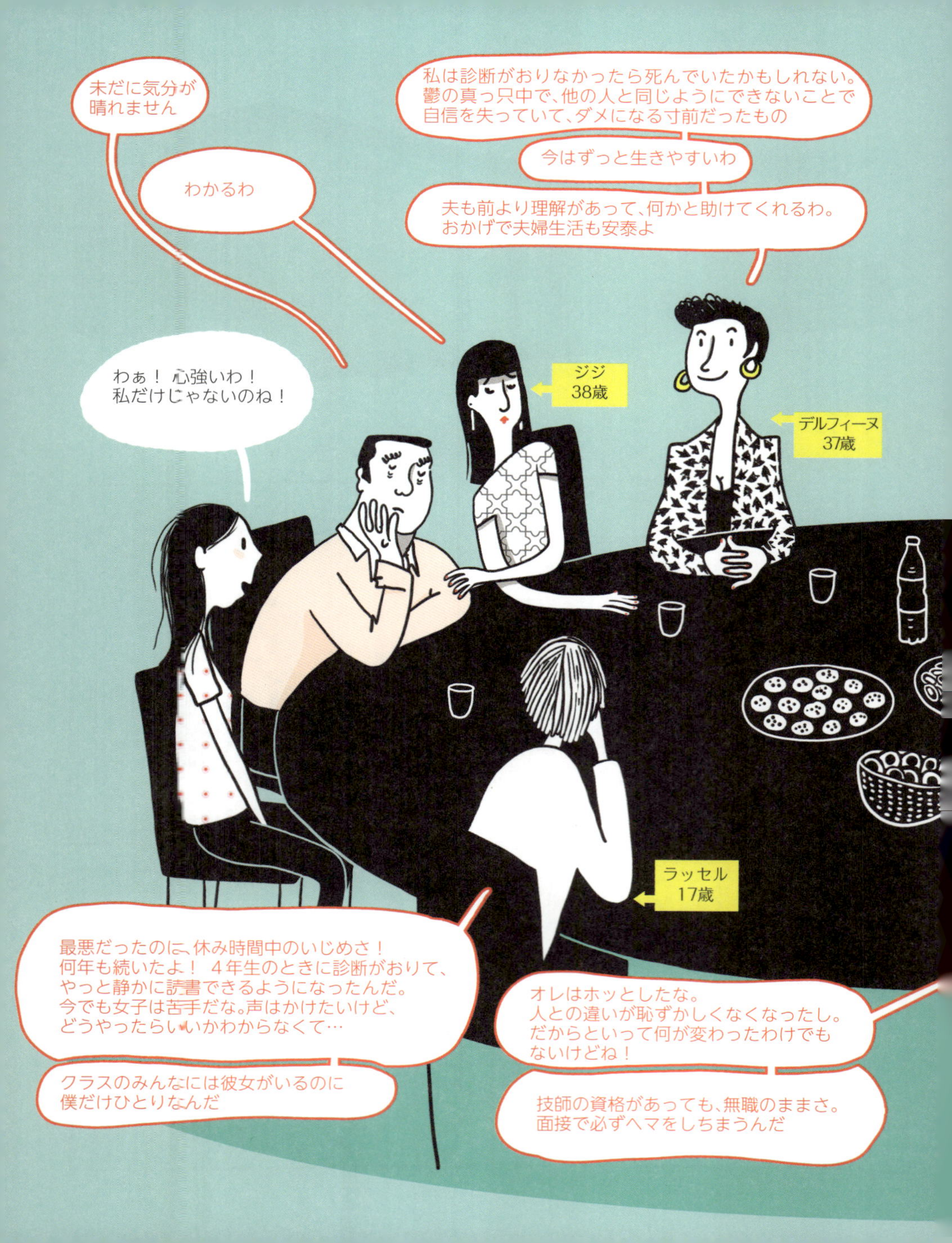

未だに気分が晴れません

わかるわ

私は診断がおりなかったら死んでいたかもしれない。鬱の真っ只中で、他の人と同じようにできないことで自信を失っていて、ダメになる寸前だったもの

今はずっと生きやすいわ

夫も前より理解があって、何かと助けてくれるわ。おかげで夫婦生活も安泰よ

わぁ！ 心強いわ！私だけじゃないのね！

ジジ
38歳

デルフィーヌ
37歳

ラッセル
17歳

最悪だったのに、休み時間中のいじめさ！何年も続いたよ！ 4年生のときに診断がおりて、やっと静かに読書できるようになったんだ。今でも女子は苦手だな。声はかけたいけど、どうやったらいいかわからなくて…

クラスのみんなには彼女がいるのに僕だけひとりなんだ

オレはホッとしたな。人との違いが恥ずかしくなくなったし。だからといって何が変わったわけでもないけどね！

技師の資格があっても、無職のままさ。面接で必ずヘマをしちまうんだ

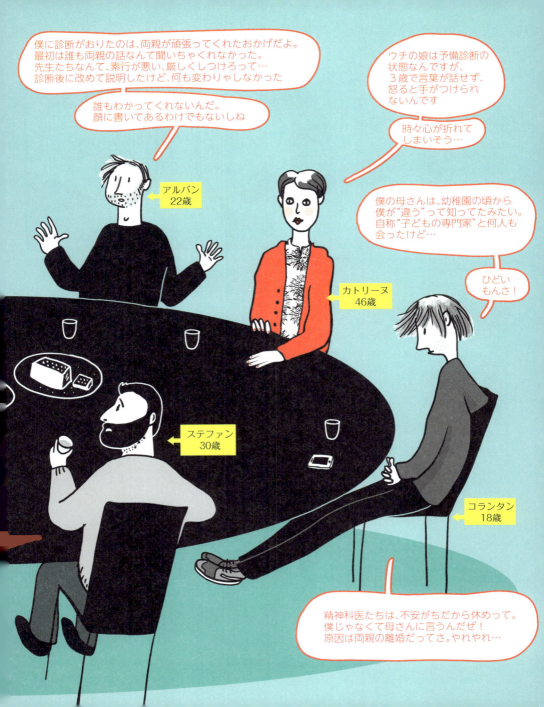

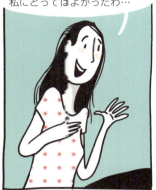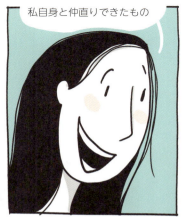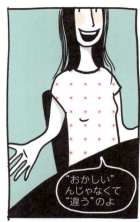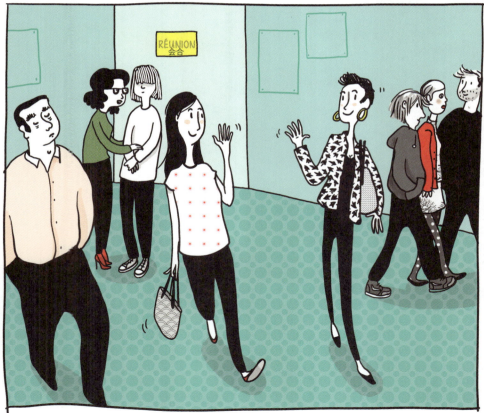

周囲の人たちに知らせるときがやってきました……。

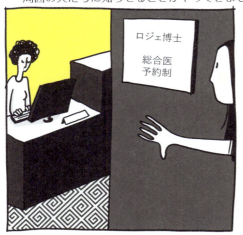
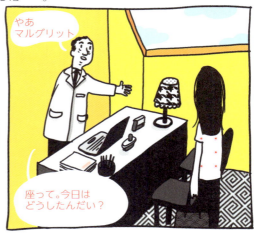
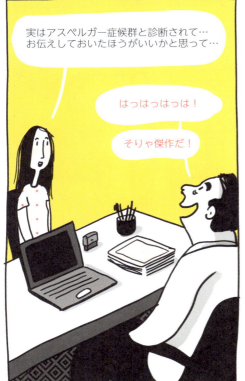
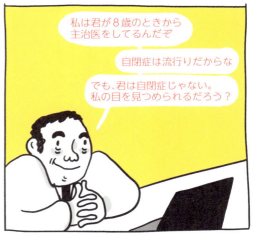
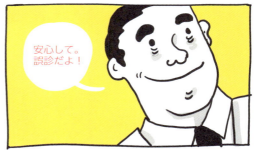

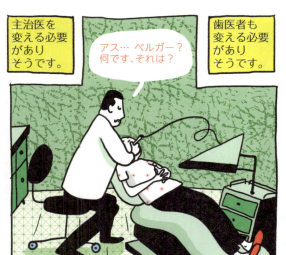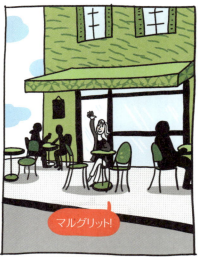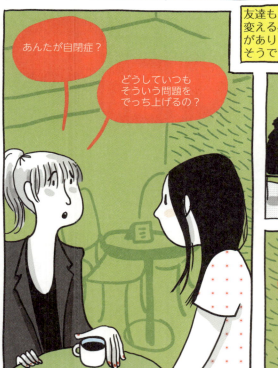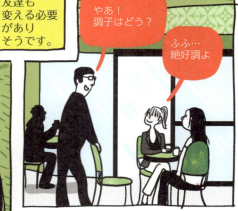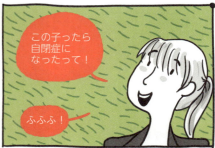

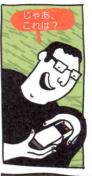
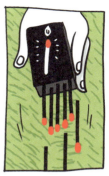
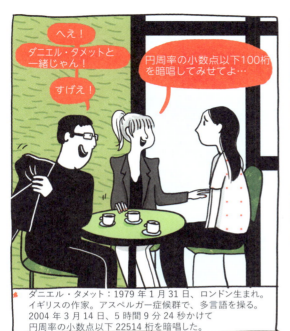
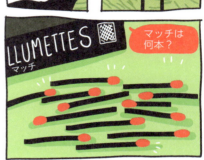

※ ダニエル・タメット：1979年1月31日、ロンドン生まれ。イギリスの作家。アスペルガー症候群で、多言語を操る。2004年3月14日、5時間9分24秒かけて円周率の小数点以下22514桁を暗唱した。

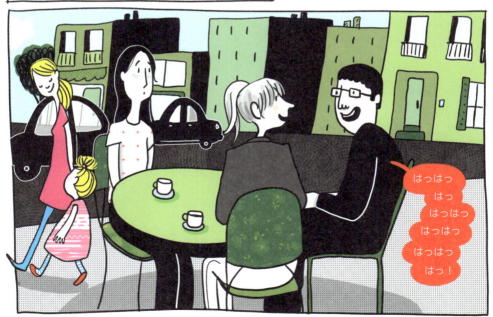

ワクチンが原因だ
そうじゃないか！

でもさ、結局誰もが
少しは自閉症なん
じゃない？

治療薬を処方して
もらいなよ

ヤダ！ 不謹慎だけど、
怖いわね

何言ってんだ？
冗談だろ!?

自閉症ってよだれをたらしたり、
壁に頭をぶつけたりする
人のことでしょ？

おいおい

全然普通そうじゃん！

あなた、ちょっと
内気なだけよ

調べてごらん。
たぶん治る病気だよ

つまり人間嫌いってこと？

ドラマの
『名探偵モンク』
と同じヤツだろ？

そんなの言い訳にするなよ！

それって病気？

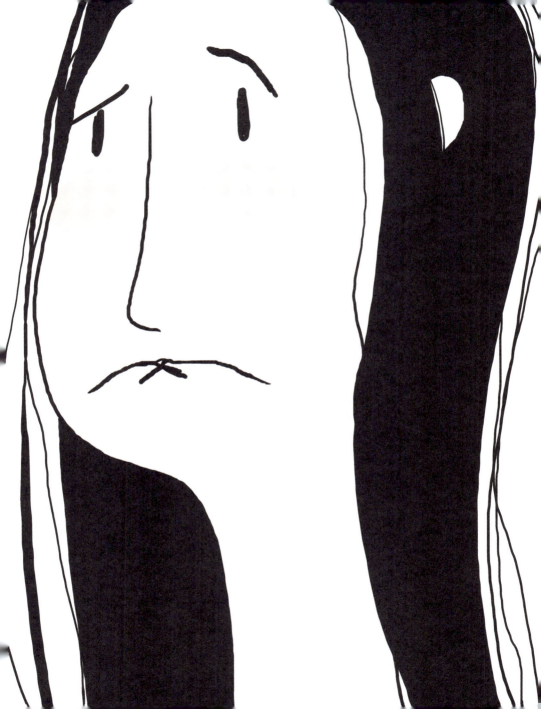

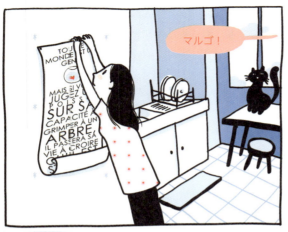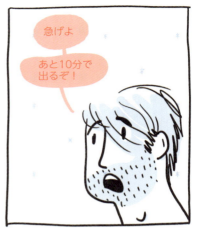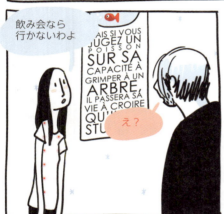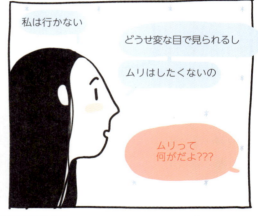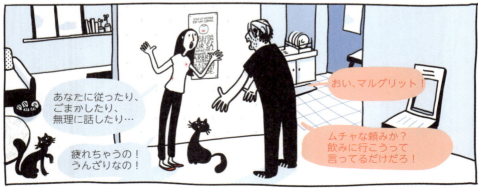

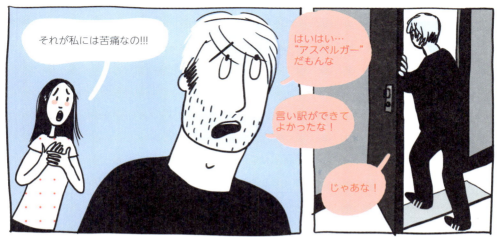
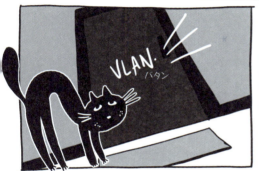
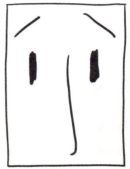
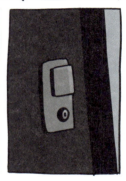
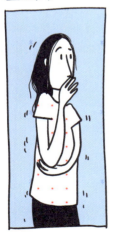
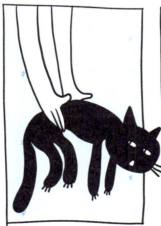
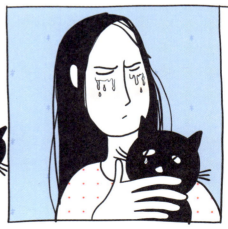

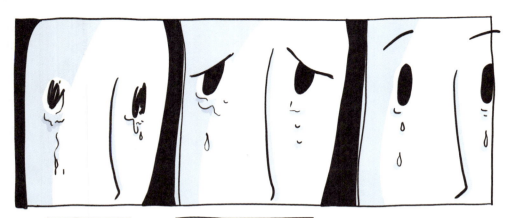

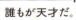

誰もが天才だ。

しかし、魚を木登りで評価するようなことをしたら、魚は自分はバカなのだと考えて一生を過ごすことになる。（アインシュタイン）

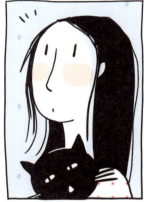
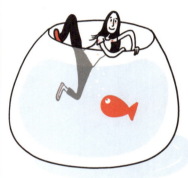
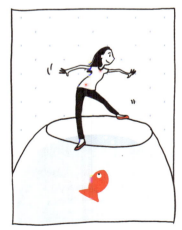
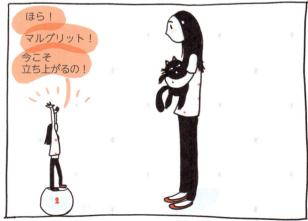

ほら！
マルグリット！
今こそ
立ち上がるの！

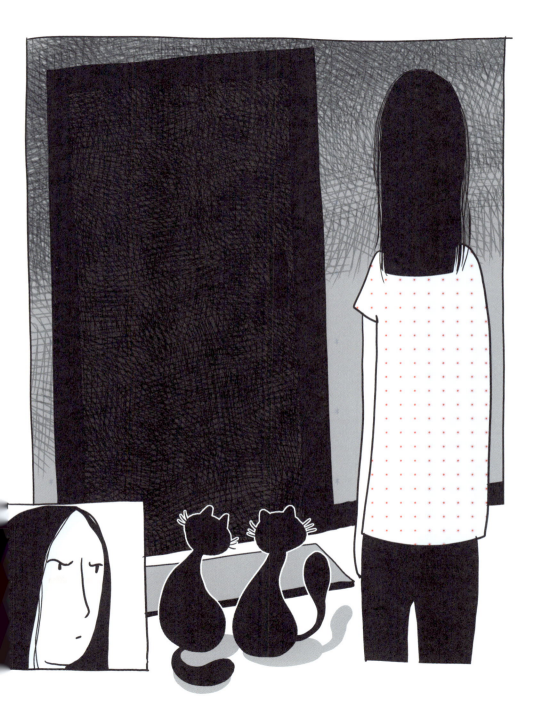

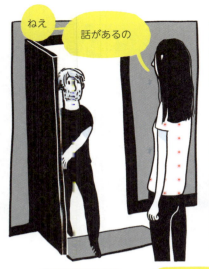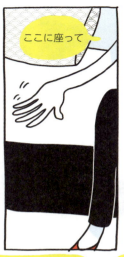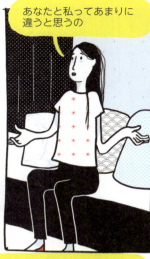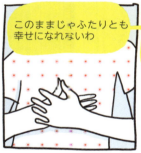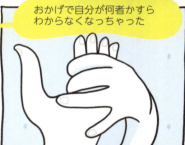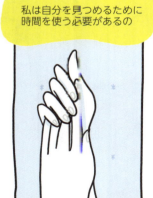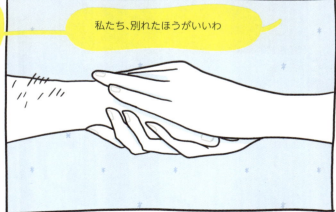

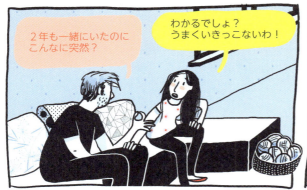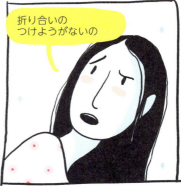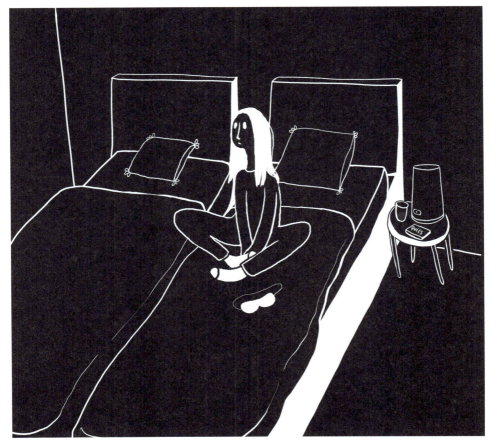

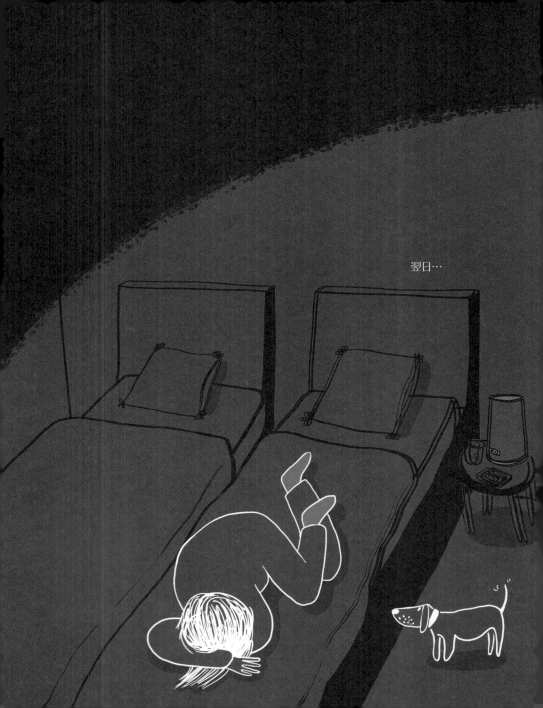

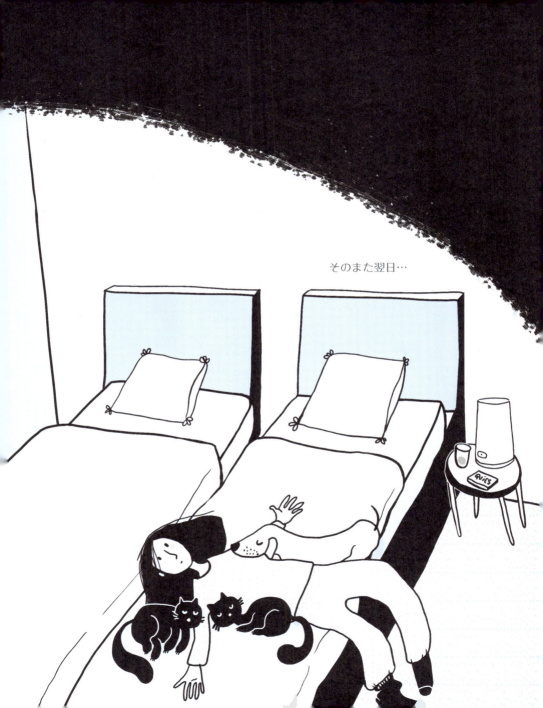

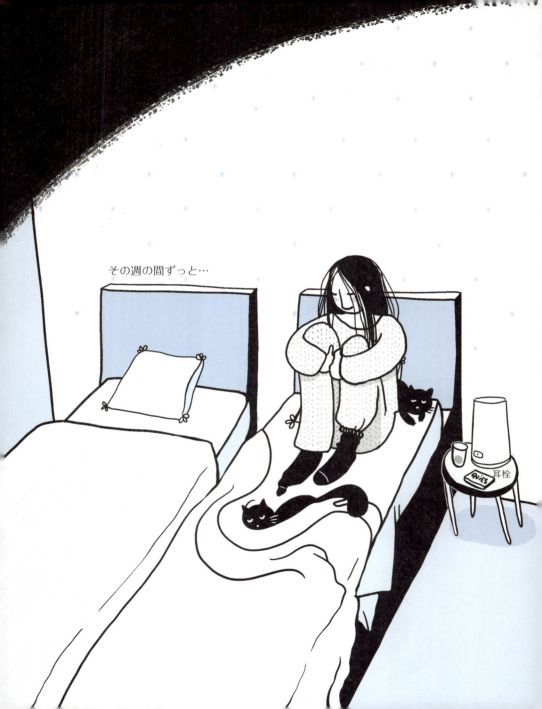

ここしばらくの一連の出来事で、マルグリットは疲れ切っていました。
短い間にあまりに多くのことを消化しなければならなかったからです。

数日間、彼女は仕事に出かける気力が出ず、自宅で回復につとめなければなりませんでした。

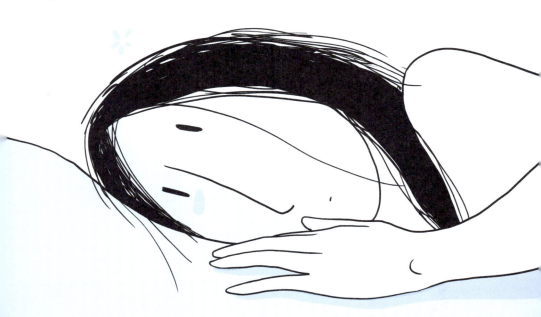

数か月が経ちました。
自閉症情報センター
指定の医師の
助言に基づき、
マルグリットは
RQTH*を申請し、
取得しました。

* RQTH は
Reconnaissance de la
Qualité de Travailleur
Handicapé（障害労働者
資格認定）の略語。

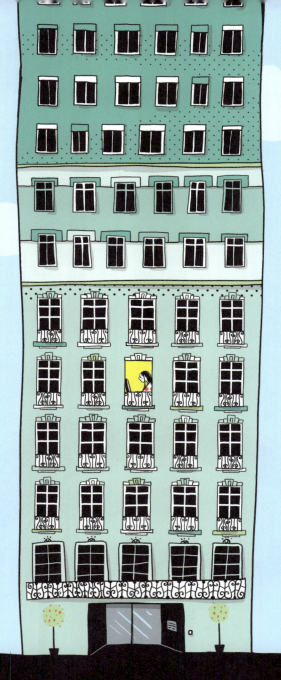

マルグリットは臆することなく人事部の部長に面談を申し入れました。

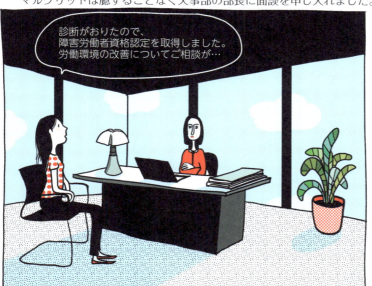
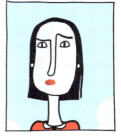
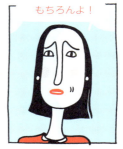
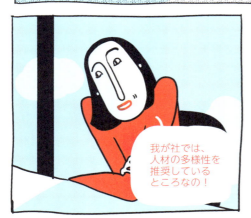
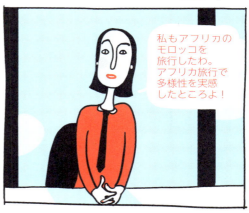
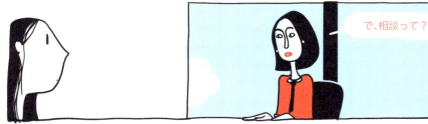

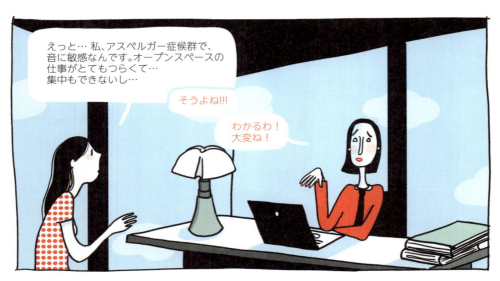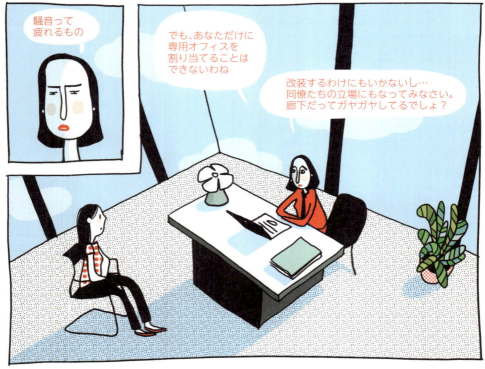

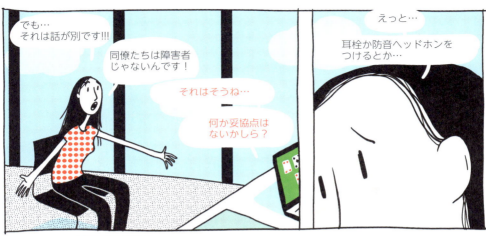

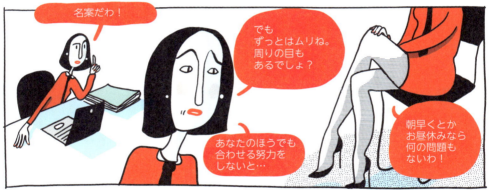

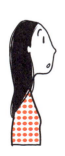
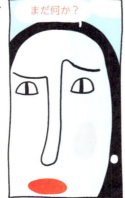
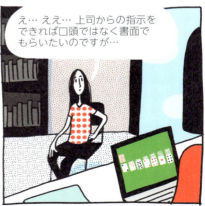

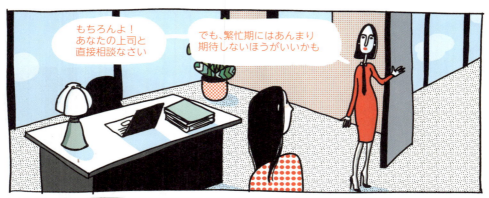
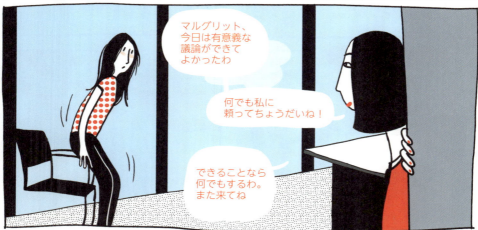
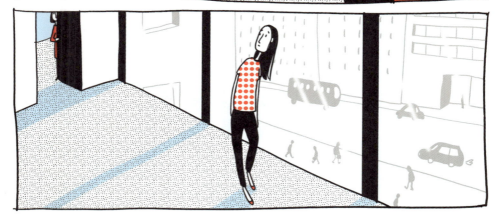

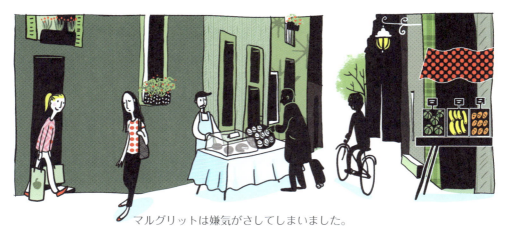

マルグリットは嫌気がさしてしまいました。
おそらく何も永久に変わることはないでしょう。

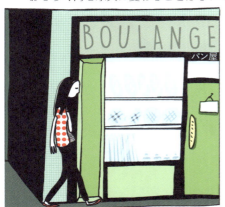
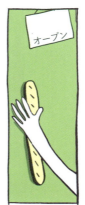
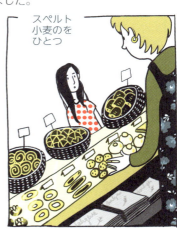

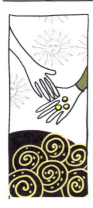
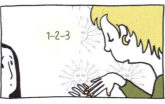
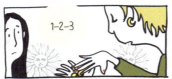
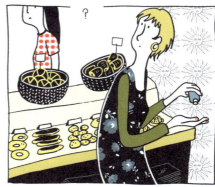

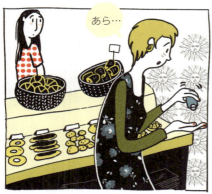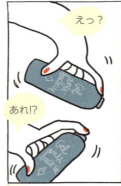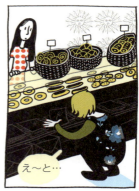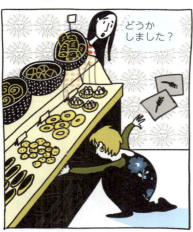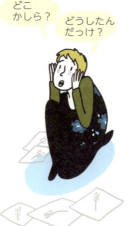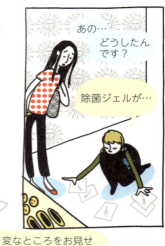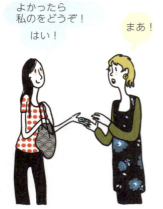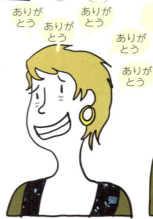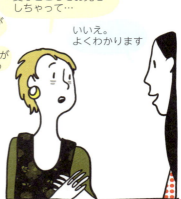

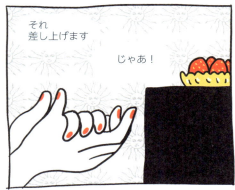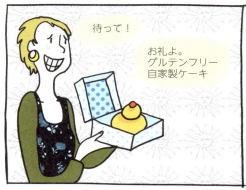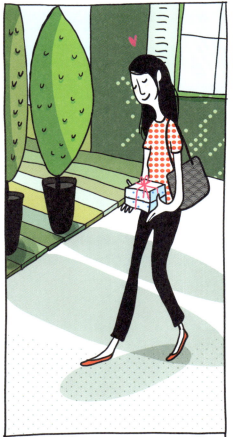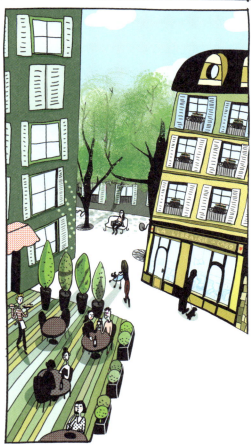

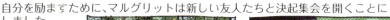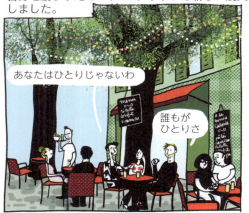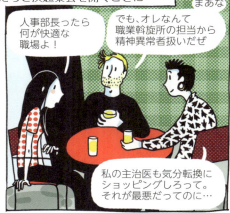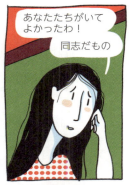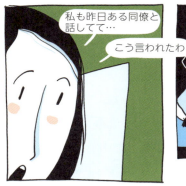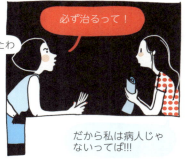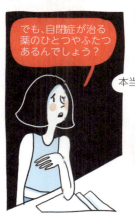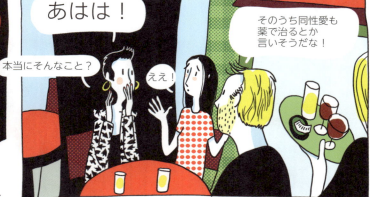

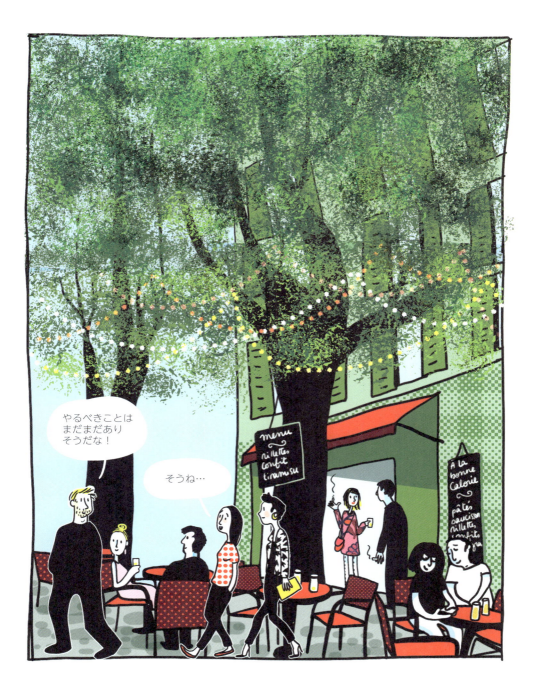

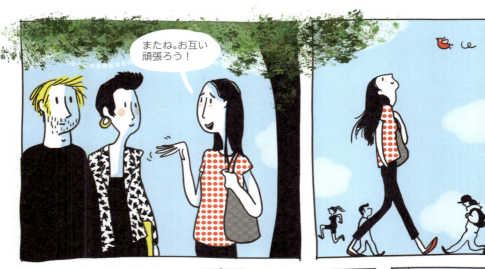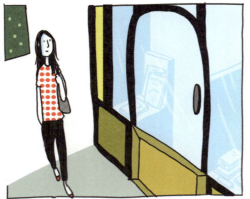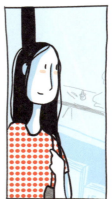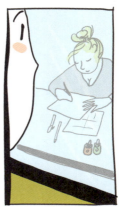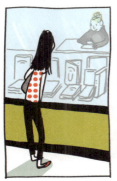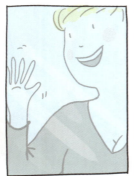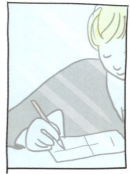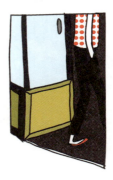

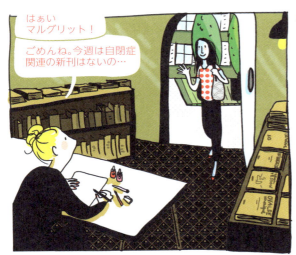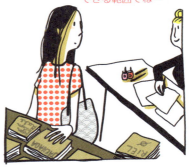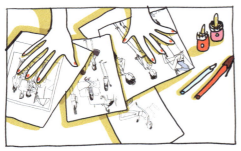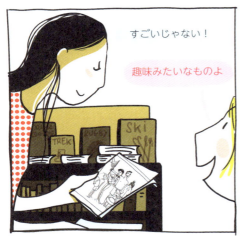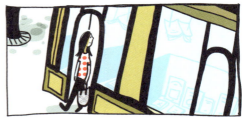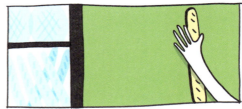

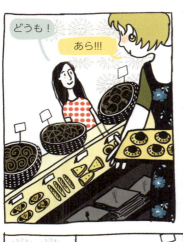
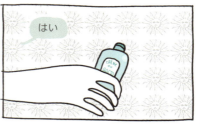
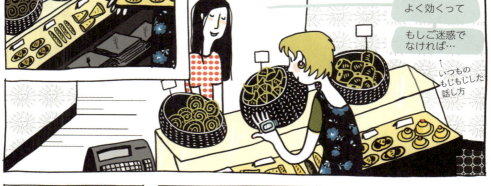
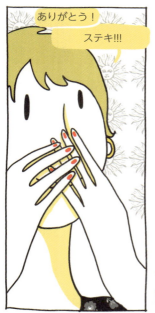
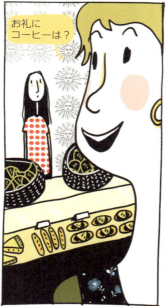
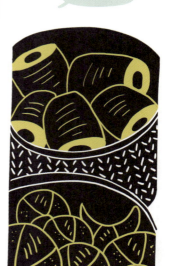

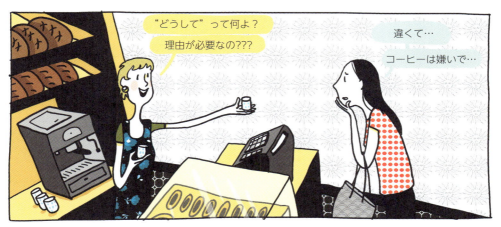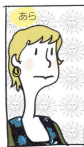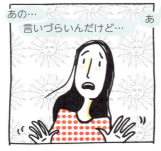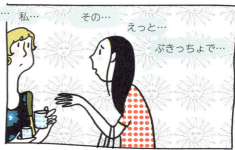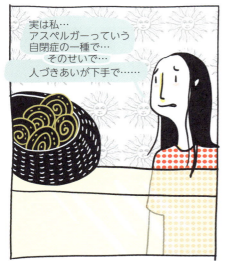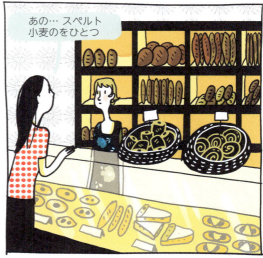

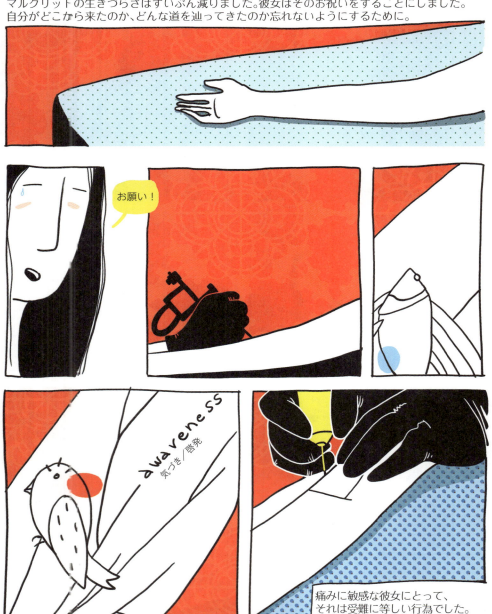

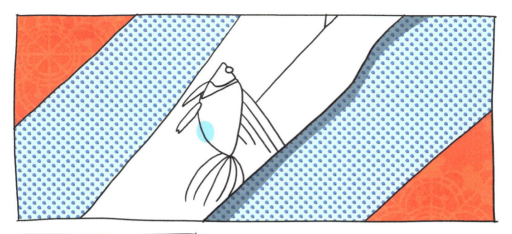

人との違いを象徴的にタトゥーで刻みつけたのです。
それはその違いを正々堂々と引きうけるという
マルグリットなりの宣言のようなものでした。

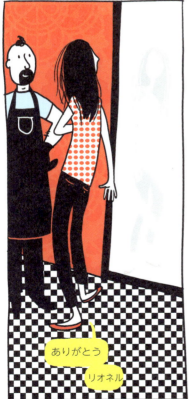

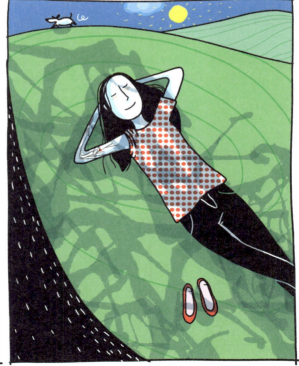

マルグリットが引き受けたことがもうひとつあります。いとこのシルヴィーとのおしゃべりからインターネットの広大な海に漕ぎ出すことにしたのです。マルグリットの生活において、この思いつきはその後、大きな意味を持つことになります。

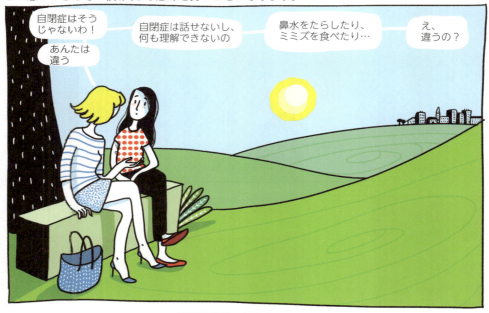

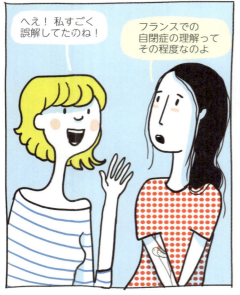

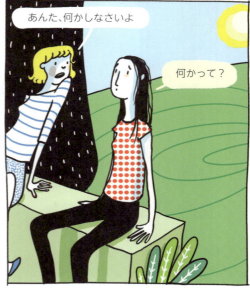

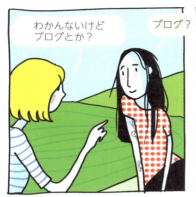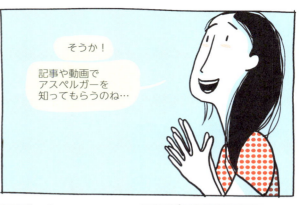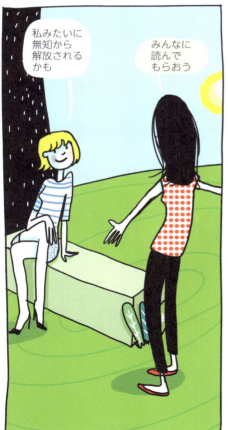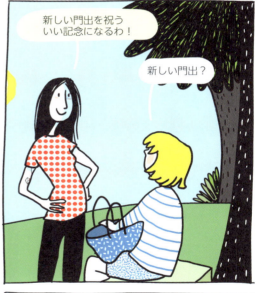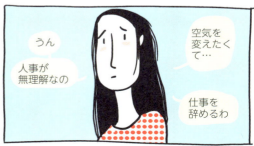

勉強し直そうと思って。
社会心理学で博士論文を書く
のがずっと夢だったの…

とにかく
やってみるわ

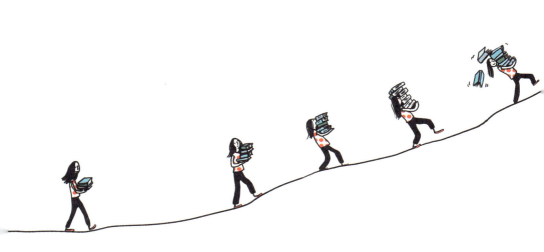

それからというもの、マルグリットは必死で勉強しました。今まで以上に頻繁に本屋に出入りし、自閉症だけでなく、心理学やコミュニケーション学についても資料を集めるようになりました。

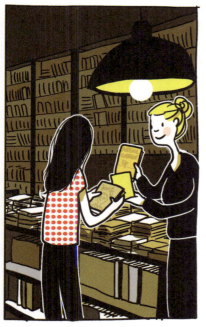
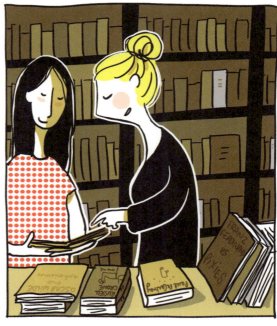

日々勉強に励みます。

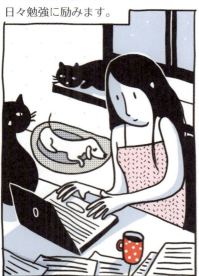

大学に籍を置きながら自宅で研究できるようにしました。

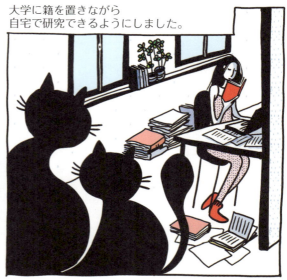

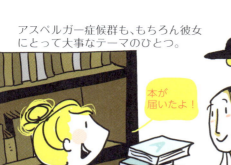
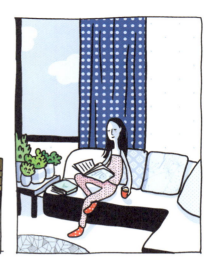
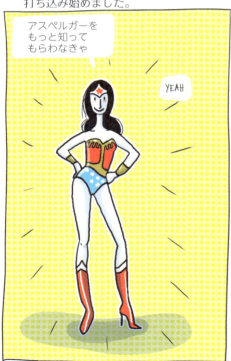
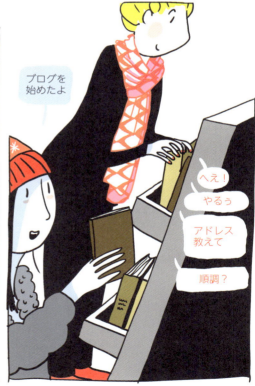

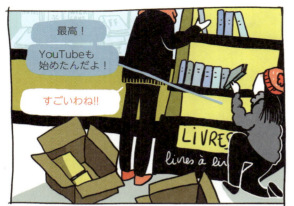
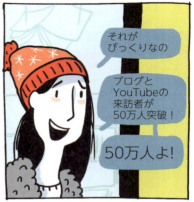
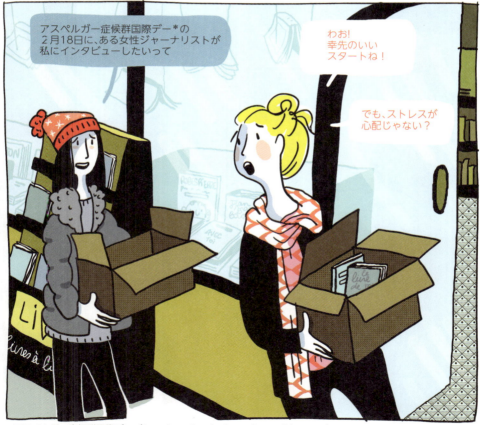

*アスペルガー症候群国際デー（Journée nationale du syndrome d'Asperger）

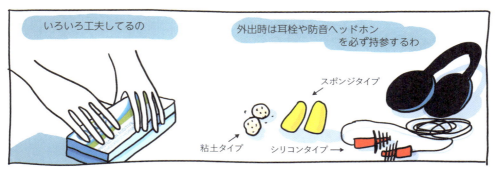

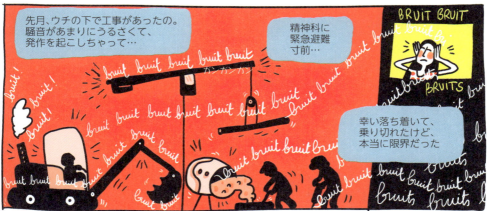

マルグリットは今では、彼女にとって負担になりすぎる外出や人と会う約束はしないようになったそうです。

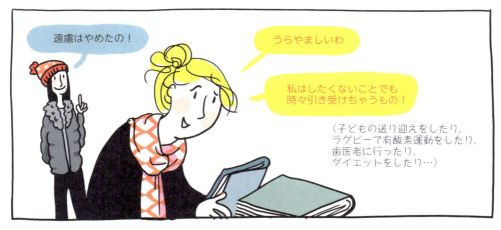

マルグリットは、パン屋のおかみさんとも仲良しになりました。

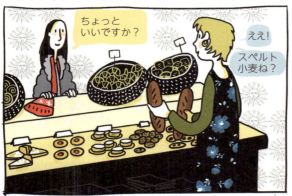
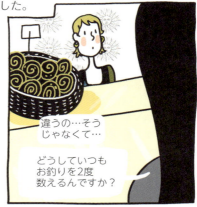
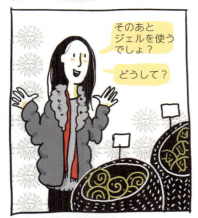
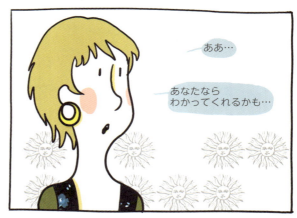
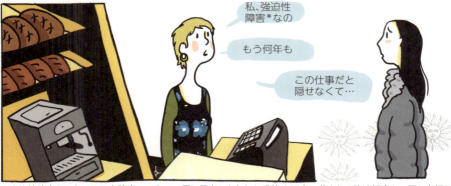

*強迫性障害というのは不安障害のひとつ。同じ思考にとらわれ恐怖や不安に苛まれる強迫観念と、同じ身振りを反復したり、心の中で数字を数える・ある言葉を暗唱するといった強迫行為のふたつがある。

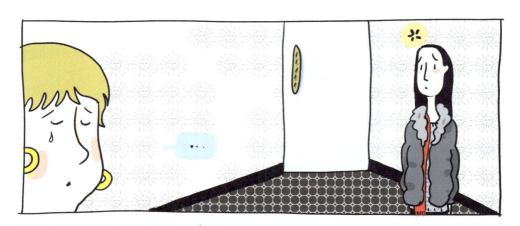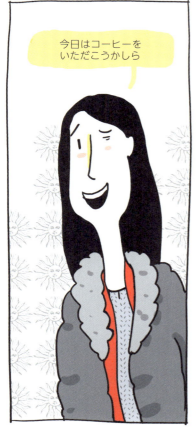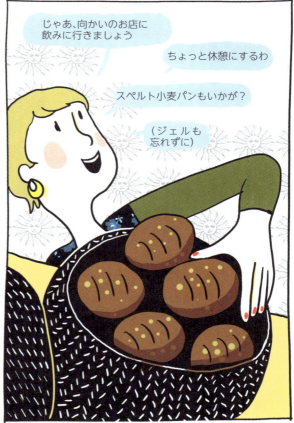

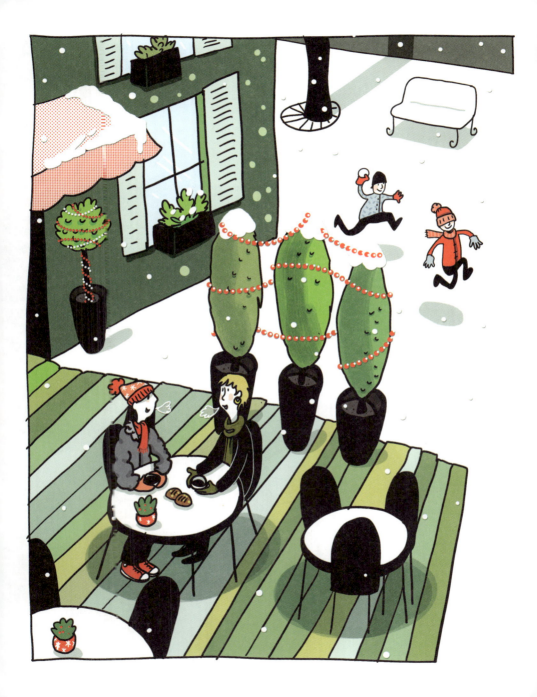

マルグリットは友達を吟味し、目にはつきにくい彼女の"違い"を受け入れてくれる人たちとつきあっていくことにしました。残った友達は誰もが特定の型に収まらない特別な人たちでした。

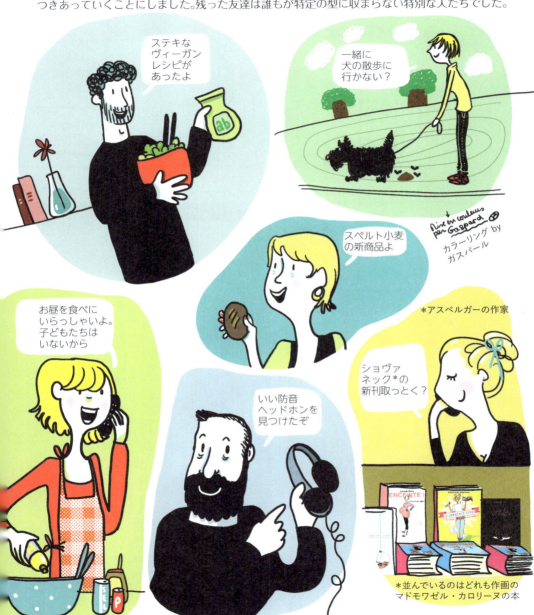

マルグリットは自分のエネルギーを意識し始めました。それを教えてくれたのは、クリスティーン・ミゼランディーノの"スプーン理論"です。

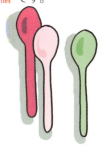

それによれば、障害者や慢性疾患を持つ人は、日常生活を送るのに必要なエネルギーの限度が決まっていて、それを小さなスプーン(=エネルギー)で表現しているのです。

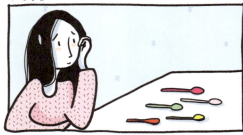

普通の人が際限なくスプーンを使えるのに対し、マルグリットは12杯分しか使えません。でも、この基準のおかげで自分の疲労を視覚化し、管理できるようになりました。

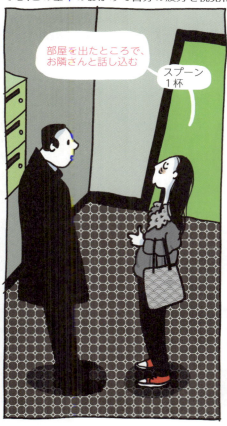

部屋を出たところで、お隣さんと話し込む
スプーン1杯

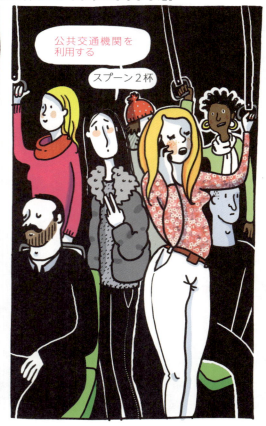

公共交通機関を利用する
スプーン2杯

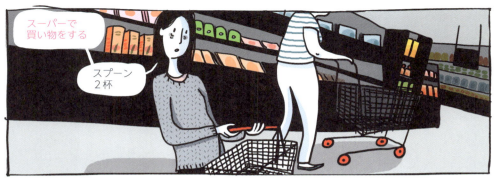
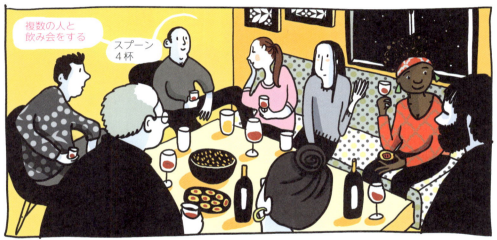
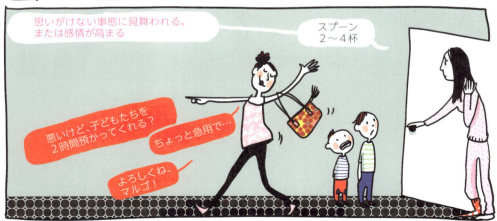

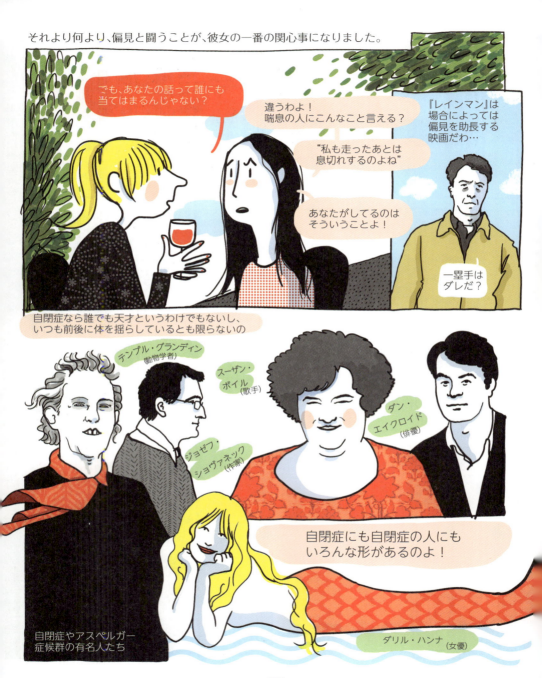

マルグリットの苦しみがなくなることはきっとこれからもないでしょう。でも、苦しみを自覚する仕方がガラリと変わりました。彼女は自分を知り、自分を愛せるようになりました。そして、違いとは病だという考え方を批判的に捉えられるようになったのです。

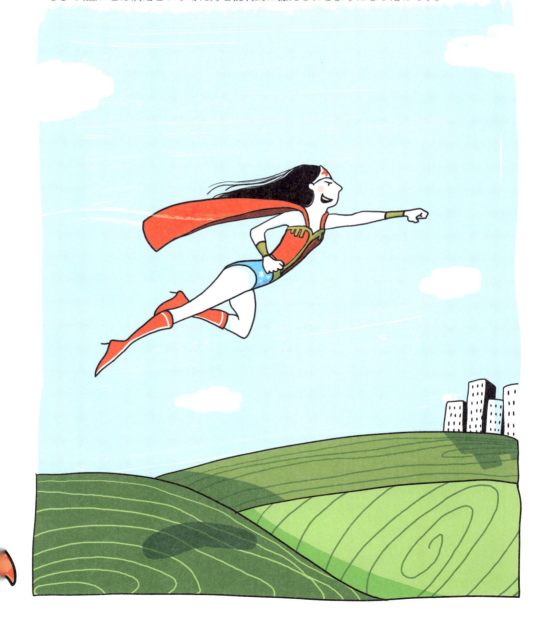

マルグリットはマンガという新たなメディアで自分の考えを表現してみることにしました。

ところが彼女は絵を描くことができません（目と手を繊細に連動させることができないので）。そこで私が関わることになりました。マルグリットが私に作画を依頼してくれたのです。

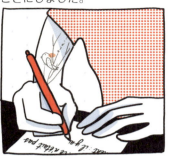

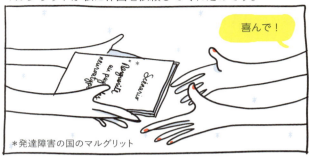

＊発達障害の国のマルグリット

最初から順調だったわけではありません。お互いに理解が足りませんでした……。

しかし、私たちの友人で、アスペルガー症候群の息子が2人いるファビエンヌが、うまく間を取り持ってくれました。こうして、お互いに歩み寄ることで、定型発達の人間と発達障害の人間が一緒に働けることが証明されたのです……。

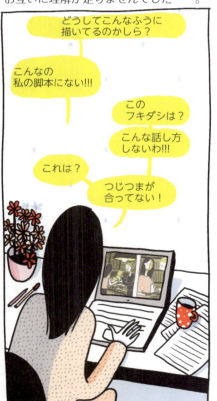

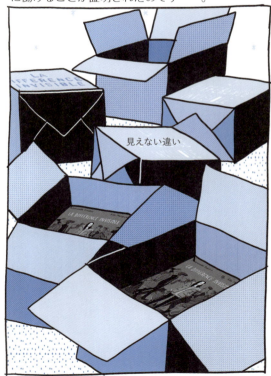

＊フランス語版

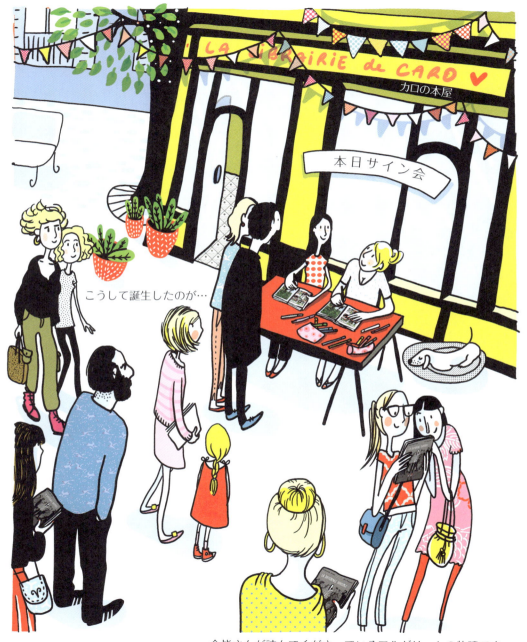

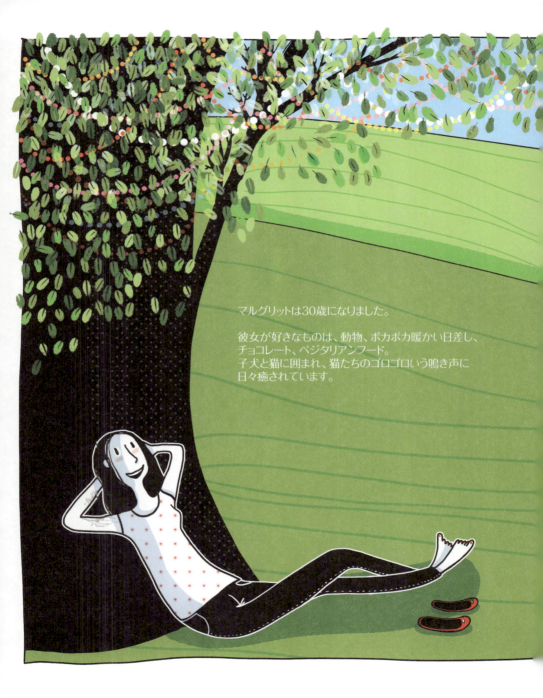

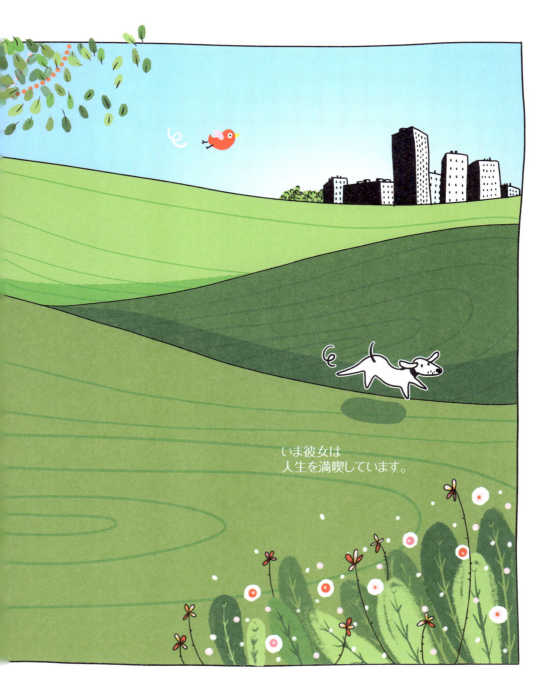

「偏見は無知の子どもである」

ウィリアム・ヘイズリット

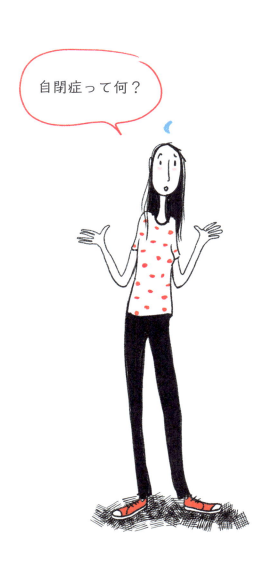

自閉症の歴史を少し…

アメリカの精神科医レオ・カナーが 1943 年に、オーストリアの精神科医ハンス・アスペルガーが 1944 年に、初めて自閉症について記述しました。
当時既にふたりは、自閉症が先天的な原因に由来すると唱えていました。
しかし、1969 年に、精神科医であり精神分析医でもあったブルーノ・ベッテルハイムが、『自閉症・うつろな砦』[1] という本の中で、自閉症が生得的なものであるかを再検討し、「冷蔵庫マザー」（冷蔵庫のように冷たい心を持った母親）こそが子どもたちの問題の原因なのだと主張します。彼によれば、自閉症は後天的なものなのです。

[1] 日本語訳：黒丸正四郎他訳、全 2 巻、みすず書房、1973 年、1975 年。現在は絶版。

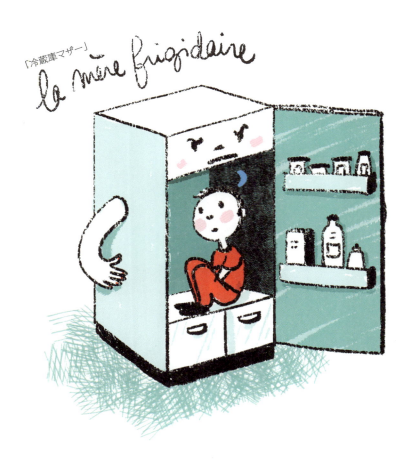

自閉症への理解が遅れているフランス

現在では研究も進み、ベッテルハイムの理論は間違いであるとされています。自閉症は遺伝的な要因と脳の不全によって発生し、必ずしも両親に責任があるわけではありません。

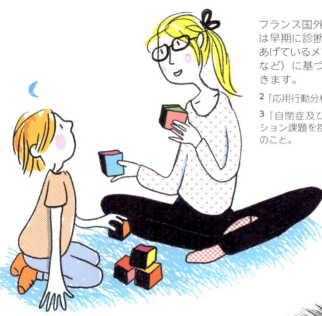

フランス国外では、自閉症の子どもたちは早期に診断がおり、既に一定の成果をあげているメソッド（ABA [2]、TEACCH [3] など）に基づいた支援を受けることができます。

[2] 「応用行動分析学」のこと。

[3] 「自閉症及び、それに準ずるコミュニケーション課題を抱える子ども向けのケアと教育」のこと。

フランスの現状は、それに比べると、ずいぶん遅れています。精神分析を信奉している多くの頑迷な医者たちのせいで、いわばまだ石器時代に留まっているからです。

フランス高等保健機構（HAS）は2012年の報告で、精神分析による自閉症の受け止め方を否認しています。

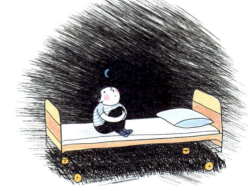

フランスにおける現状

フランスでは自閉症の子どもの就学率はわずか 20％ですが、他の先進国では 80％にも及びます。

自閉症に関してフランスは 40 年遅れています。自閉症の子どもに対する差別、教育や施設の不備、専門家育成の遅れを理由に、欧州評議会から既に 2 度（2004 年と 2014 年）非難されました。

自閉症の人たちが皆「レインマン」[4] というわけではありません！ 自閉症はスペクトラム（連続体）を形成しており、症状も人のあり方も実に多様なのです。

[4] 1988年のアメリカ映画。ダスティン・ホフマンが主演をつとめ、天才的な記憶力・計算力を持つ自閉症の兄を演じた。

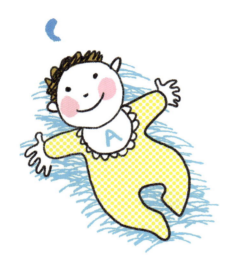

新生児の150人にひとりが自閉症スペクトラム障害を抱えて生まれると言われています。

自閉症は病気ではありません。神経発達の一障害なのです。

症状の中には時間が経つにつれ軽減するものもあれば、悪化するものもあります。

とはいえ、学習することは可能で、子どもたちの就学は必要不可欠なのです。

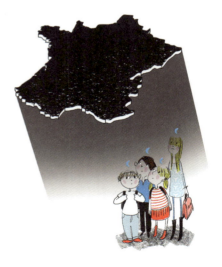

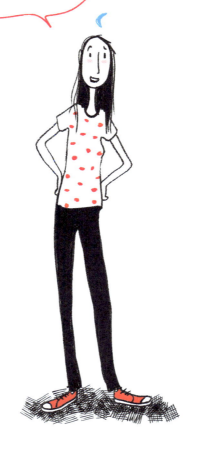

アスペルガー症候群とは

アスペルガー症候群は軽度の自閉症の一種で、言語の遅れや知的障害を伴いません。

アスペルガー症候群は、オーストリアの精神科医ハンス・アスペルガーによって、1944年に初めて報告されました。彼は200人の子どもたちを観察し、いくつかの共通する特徴を見出したのです。しかし、彼の仕事はすぐに医学界で知られるようになったわけではありません。

ハンス・アスペルガーの研究に34の新たな症例を追加し、この症候群の存在を周知させたのはイギリスの精神科医で、自身も自閉症の子どもを持つローナ・ウィングでした。自閉症の一種であるこの障害に"アスペルガー症候群"という名前をつけたのも彼女です。

ハンス・アスペルガーの研究がフランス語に翻訳されたのは、なんと1998年になってからのことです！

自閉症の子どもの構成比は、男子4人に対して女子1人で、男子が女子の4倍です。

アスペルガー症候群は、しばしば他の問題も引き起こします。注意欠陥多動性障害（ADHD）、不安障害、双極性障害、睡眠障害、うつ病、学習障害など……。医師たちは、しばしばこれらの問題を言い当てることはできるのですが、アスペルガー症候群に注意を払ってはくれません。まさに「木を見て森を見ず」で、そのことが診断を遅らせているのです。

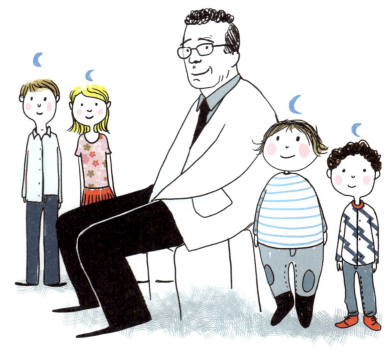

「アスピー」[5] であるということ

[5] アスペルガー症候群を自称するポジティブな呼び名。

アスペルガー症候群の人は、言外の含みや隠喩、社会的な約束事を簡単には理解できません。

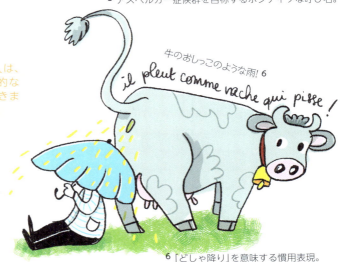

[6] 「どしゃ降り」を意味する慣用表現。

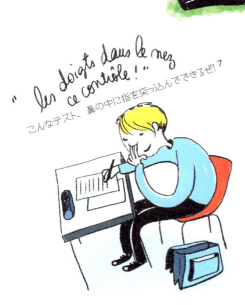

[7] 「容易に」を意味する慣用表現。

アスペルガー症候の人は、自分なりの"表現の辞書"を作り、それを少しずつ充実させていきます。しかし、ダブルミーニングはいつまでたっても理解するのが難しく、そのせいで学校においても、社会に出てからも、人から言われたことをなかなか正確に理解することができません。

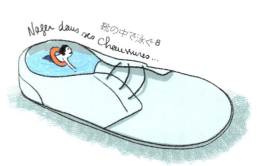

[8] 「靴がぶかぶか」を意味する慣用表現。

強いこだわり

アスペルガー症候群の人は、自分が興味があるものに対して非常に強い愛着を示し、寝食を忘れてのめり込んだり、それについて何時間も話しがちです。

興味の対象は社会的に受け入れられるものであることもあれば……

そうでないものであることもあります。

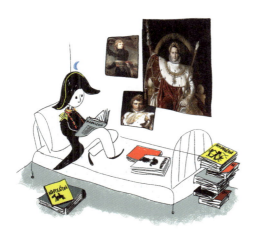

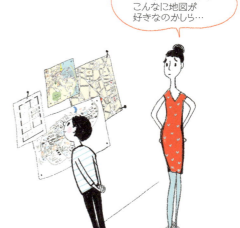

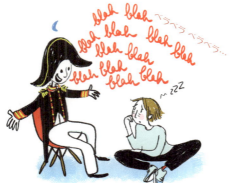

年齢も重要です。子どもが恐竜について何時間も話をする分には問題ないでしょうが、大人だと必ずしもそうもいきません。アスペルガー症候群の子どもも成長して大人になるのだということをお忘れなく！ 周囲の人たちが温かいまなざしで見守る必要があります。

社会的インタラクション（相互作用）の困難

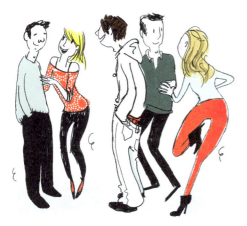

人づきあいは疲れのもとになります。1時間の社会活動の後には、しばしば1時間の休憩が必要です。

自閉症の人たちはひとりで過ごし、興味があることに没頭することでリラックスします。

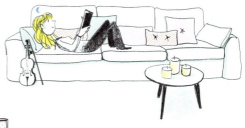

自閉症でない人たちは他の人たちと接触することでリラックスします。

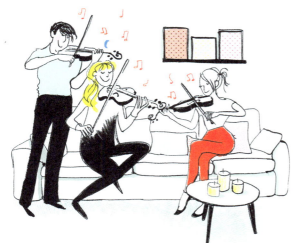

とはいえ、自閉症の人たちは世捨て人ではありません。他の人たちと触れ合うことも好きなのです。

彼らは、同じ趣味を共有する内輪のつきあいに居心地のよさを感じます。

感覚過敏

これまでに紹介したコミュニケーションおよび社会活動の困難とこだわりの強さという"二重苦"に加え、アスペルガー症候群の人には感覚過敏という問題もあります。

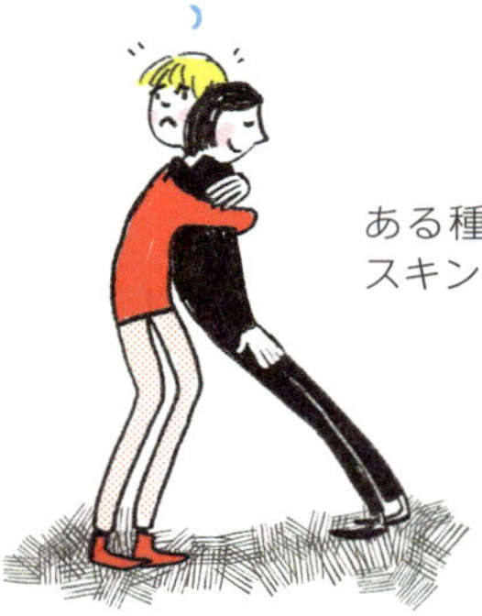

ある種の接触やスキンシップ

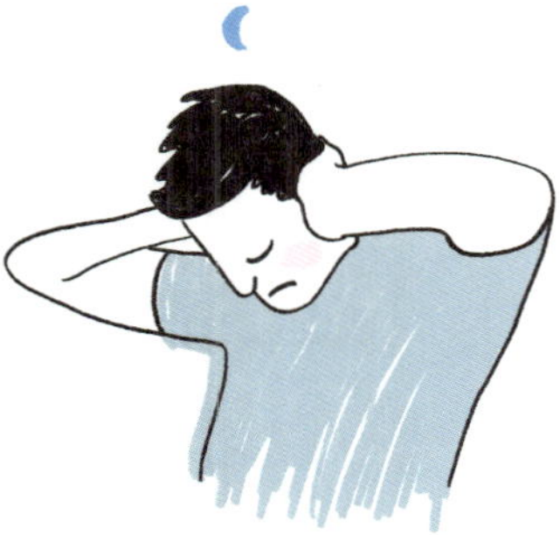

音

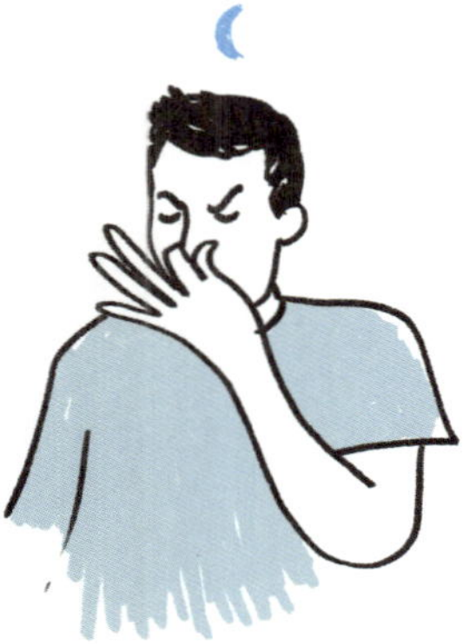

匂い

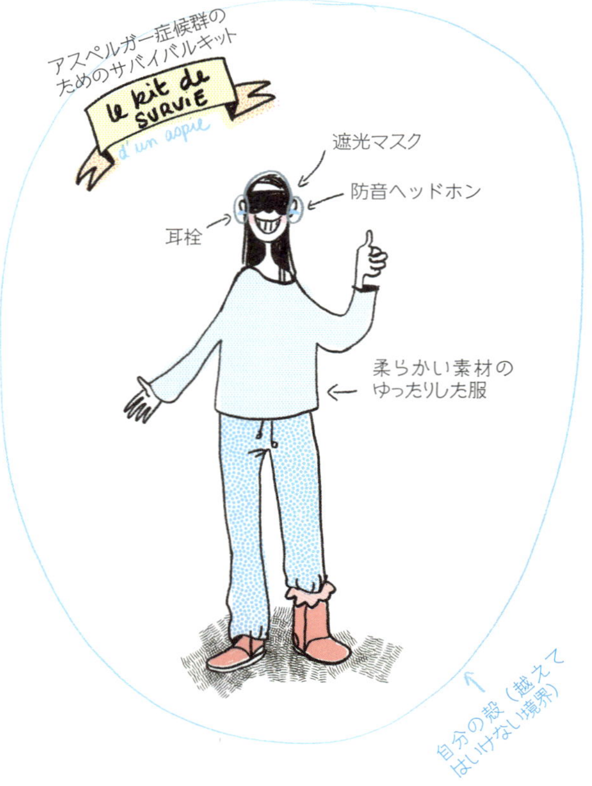

アスペルガー症候群のためのサバイバルキット

le kit de SURVIE
d'un aspie

遮光マスク

防音ヘッドホン

耳栓

柔らかい素材のゆったりした服

自分の殻（越えてはいけない境界）

190

その他の特性

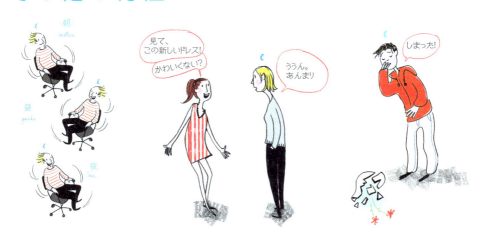

型にはまった行動を取りがち。　　ウソがつけない。　　しばしば不器用。

性については？

自閉症の人たちの性的特性は一般の人たちとは異なり、社会的な規範にあまり従っていません。世界の知覚の仕方が異なっていることもあり、彼らは性的多様性に開かれているのです。アスペルガー症候群の人も、同性愛者であったり、バイセクシャル（両性愛者）であったり、パンセクシャル（全性愛者）であったり、アセクシャル（無性愛者）であったりすることがあります……。また、一般の人より性同一性障害[9]の共存疾患[10]に苦しむ割合も高くなります。アスペルガー症候群の女性においては、性的虐待の被害も多く見受けられます。というのも、彼女たちは潜在的な捕食者たちを見抜くのが苦手で、性的な同意の概念があいまいなことが多いからです。アスペルガー症候群の人たちは、えてして社会活動において不器用ですが、そのせいで彼女たちはぎこちなかったり不適切だったりする性行動を取ってしまいがちです。だからこそ、若い頃から彼女たちに性について話しておく必要があるのです。

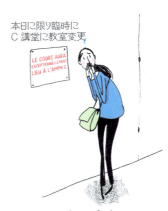

儀式や習慣的行動（ルーチン）に執着しがち。思いがけない出来事が苦痛。

---

9 トランスジェンダーの精神医学的用語で、異性に持続的に同一視することを指し、苦痛や不快さから性転換することを強く望むこと。(原注)

10 さまざまな問題や病気、状況が同居すること。(原注)

適応のための戦略

成長するにつれ、アスペルガー症候群の人は戦略を考え、困難を乗り越えようとしたり、周囲に適応しようと努力します。

日常生活に不可欠なことが、アスペルガー症候群の人にとっては、いとも簡単に地獄になってしまいます。時が経つにつれ、彼らは自分たちの困難を埋め合わせるさまざまな戦略を考えます。

美容院では…

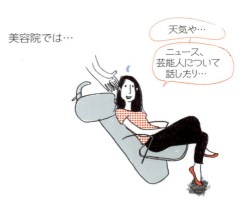

天気や…

ニュース、芸能人について話したり…

パン屋では、先に小銭を用意して、注文の言葉を頭の中で繰り返すの。

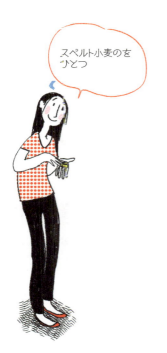

スペルト小麦のをひとつ

お隣さんと急にとりとめのない話をすることになったら、エコラリア（オウム返し）で返事をするわ。

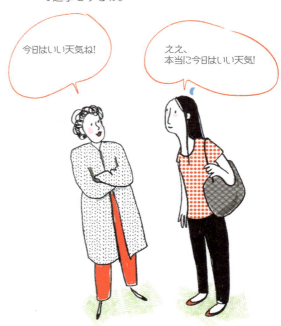

今日はいい天気ね！

ええ、本当に今日はいい天気！

アスピーの強み

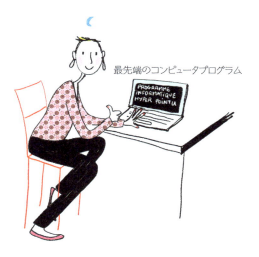

最先端のコンピュータプログラム

・アスペルガー症候群の人たちは細部に対して非常に鋭敏な感覚を持っています。その特性を利用して、最先端のコンピュータプログラムのテストをするために雇われることもあります。

・彼らはとても誠実で、規則を遵守します。

・彼らはいかなる偏見も抱かず、だから他人について判断を下すことがありません。

・彼らは気に入ったテーマであれば何時間でも集中することができます。

自閉症やアスペルガー症候群の人たちに注目し、彼らを雇う企業が登場しはじめました。彼らの能力が認められ、評価されつつあるのです。しかし、彼らの能力が発揮されるためには、彼らの特性を理解し、さまざまな便宜を払う必要もあるでしょう。

- 必ずしも最初から最後まで会議に出席しなくて済むようにする。
- 在宅で一部の仕事をできるようにする。
- 電話でのやりとりは最大限メールでのやりとりに置き換える。
- 書面での指示を優先させる。
- 公共交通機関のラッシュアワーを避けるために、労働時間を調整する。
- 耳栓や防音ヘッドホンをつけることを認める。
- 照明を調整する（例えば、蛍光灯は使わない）。
- 同僚たちにアスペルガー症候群の特徴を事前に知らせておく。そうすれば、その人物が同僚たちとランチに行かなかったり、コーヒーマシンの近くで会話に参加しなくてもムッとされることはなくなるでしょう。
- 企業の中で有志の後見人を指定しておく。企業文化に応じて、その後見人がなすべきこととなされるべきでないことについて本人に指示するようにする。

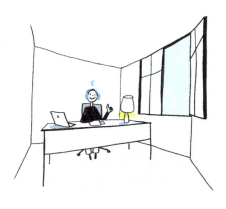

もっと知りたい人のために

日本語で読める証言
- グニラ・ガーランド『ずっと「普通」になりたかった。』
  （ニキリンコ訳、花風社、2000 年）。
- テンプル・グランディン、マーガレット・M・スカリアーノ『我、自閉症に生まれて』
  （カニングハム久子訳、学研、1994 年）
- ダニエル・タメット『ぼくには数字が風景に見える』
  （古屋美登里訳、講談社、2007 年、講談社文庫、2014 年）
- ドナ・ウィリアムズ『自閉症だったわたしへ』
  （河野万里子訳、新潮社、1993 年、新潮文庫、2000 年）

日本語で読める小説
- マーク・ハッドン『夜中に犬に起こった奇妙な事件』
  （小尾芙佐訳、早川書房、2003 年、ハヤカワ epi 文庫、2016 年）
- ライフ・ラーセン『T・S・スピヴェット君 傑作集』
  （佐々田雅子訳、早川書房、2010 年）
- ジョナサン・サフラン・フォア『ものすごくうるさくて、ありえないほど近い』
  （近藤隆文訳、NHK 出版、2011 年）

参考文献
- Tony Attwood, *Le syndrome d'Asperger : guide complet*, De Boeck, 3e édition, 2010.
- B. Gepner, *Autismes, ralentir le monde extérieur, calmer le monde intérieur*, Odile Jacob, 2014.
- B. Gepner et C. Tardif. *Empathie et autisme : une question subtile, un enjeu important*. In M. Dugnat (Ed), *Empathie dans la relation de soin*, Erès, à paraître en 2016.
- Isabelle Hénault et Tony Attwood, *Sexualité et syndrome d'Asperger : éducation sexuelle et intervention auprès de la personne autiste*, De Boeck, 2010.
- Liane Holliday Willey et Tony Attwood, *Vivre avec le syndrome d'Asperger. Un handicap invisible au quotidien*, De Boeck, 2010.
- Laurent Mottron, *L'autisme : une autre intelligence. Diagnostic, cognition et support des personnes autistes sans déficience intellectuelle*, Mardaga, 2004.
- Rudy Simone, *L'Asperger au féminin – Comment favoriser l'autonomie des femmes atteintes du syndrome d'Asperger*, De Boeck, 2013.
- C. Tardif, *Autisme et pratiques d'intervention*, Solal, 2010.
- C. Tardif et B. Gepner, *L'Autisme*, Armand Colin, « Collection 128 », 4e édition, 2014.

• Peter Vermeulen, *Comprendre les personnes autistes de haut niveau : le syndrome d'Asperger à l'épreuve de la clinique*, Dunod, 2013.

自閉症情報センター
(Coordonnées des Centres de ressources autisme)
・ www.autismes.fr
（フランス語）

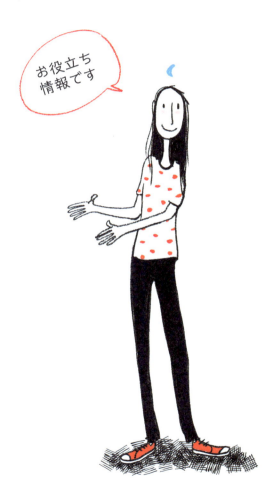

専門家による解説

キャロル・タルディフ／ブリュノ・ジェプネ

　1944 年、オーストリアの小児科医ハンス・アスペルガーが、4 人の子どもに共通する特徴に光を当て、それに初めて "自閉的精神病質" という名称をつけました。それから40 年近くが経った 1981 年、イギリスの精神科医ローナ・ウィングが、アスペルガーの仕事に再注目します。彼女はそれを、1943 年に "早期幼児自閉症" を初めて提唱した児童精神医学者レオ・カナーの仕事へひもづけようとしました。こうしてウィングは、アスペルガー症候群を世に知らしめたのです。

　1980 年代から 1990 年代にかけて、カナーが提唱した自閉症とアスペルガー症候群は、発達障害と並んで国際的な診察基準[1] に採用されました。2013 年には自閉症スペクトラム障害も分類（DSM-5）に採用されます。それらは「神経発達症群」のカテゴリーに含まれ、個人の脳の発達不全を意味します。

　ところで、アスペルガーが観察した子どもたちはすべて男子で、レオ・カナーが診察した 11 人の患者も、内 8 人が男子でした。自閉症の性別の割合は、従来、男子 4 人に対して女子 1 人です。アスペルガー症候群の自伝がいくつかありますが、それらはしばしば男性によって書かれてきました（ジム・シンクレア、ダニエル・タメット、ジョゼフ・ショヴァネック、ユーゴ・オリオなど）。

　もっとも、アスペルガー症候群の当事者による最初の自伝は、テンプル・グランディン[2] やドナ・ウィリアムズ[3] といった女性たちによって書かれたものでした。ブログやインターネット掲示板で増える一方の証言からは、アスペルガー症候群の少女や女性が確実に存在し、その存在を主張していることがわかります。「アスピー」[4] の女性たちの特殊性は理解されにくく、なかなか診断がおりません。それだけに彼女たちの訴えは切実です。アスピーの男性の特徴は広範に記述され、より容易に目につくのですが、それに比べると、女性の特徴はあまり明らかにされていないのです。

　本書はこの不備を埋めるのにとても有益な作品です。アスペルガー症候群を理解するための実用的で面白いガイドであるにとどまりません。家族や配偶者、友人、さらには専門家にとって、アスペルガー症候群の人がどのように特殊なのか、当事者の内側から理解する役に立つことでしょう。

---

[1]　WHOによる国際疾病分類ICD-10（1992年）と、アメリカ精神医学会の診断基準DSM-Ⅳ（1994年）。
[2]　著書に『我、自閉症に生まれて』学研、1994年（原書1986年）など。
[3]　著書に『自閉症だったわたしへ』新潮社、1993年（原書1992年）など。
[4]　アスペルガー症候群を自称するポジティブな呼び名。

実際、本書は、女性のアスピーの主な特徴を見事に絵解きしてくれています。彼女たちは不可視の存在で、診断を求めてさまざまな医師の間を彷徨し、しばしば大きな苦痛を味わうのです。既に述べたように、アスペルガー症候群の女性には、なかなか診断がおりません。だからこそ彼女たちは、さまざまな理由で過小評価されがちなのです。

　その理由のひとつとして、アスペルガー症候群の女性のほうが男性よりも、感情的、認識的に共感する能力が優れている（これはそもそも、一般的な女性と男性との比較でも当てはまります）ことがあげられます。アスペルガー症候群の女性は、男性に比べると"フリをする"のがうまく、表面的には社会にうまく適合してしまうのです。

　彼女たちは、その場にふさわしい社会的行動を真似し（原作のジュリー・ダシェがブログで使っている表現によれば"カメレオンになり"）、対話相手の目をまっすぐ見て、仲良しグループを作り、周囲の期待に応え、限界を越え、感覚的にも感情的にも人間関係的にも不快な気持ちをこらえ、からかいや侮辱に耐え、フリをして、自分をごまかします。このようなことをするには、ものすごいエネルギーを費やす必要があります。そのくせ、代償として得られるものは、あまりに不毛なものでしかありません。彼女たちは他者からの無理解や疑念にさらされ、時に周囲から尋問を受け、自らを犠牲にし、いくつものことを断念し、ストレスに苦しみ、身体的にも精神的にも疲弊するのです。

　他者の目を怖れ、失敗し、フラストレーションを募らせ、苦しむことに怯え、いつまでも順応できず、人にも相談できず、仕方なくひとりでいるために姿が見えないというアスペルガー症候群の女性たちもいます。そうした女性が母親となり、自分の子どもが自閉症であることを知って初めて、自らもアスペルガー症候群であることを知り、ようやく自分と向き合い不可視性から抜け出すというケースもしばしば起こります。

　高度な知的能力を持ったアスペルガー症候群の若い女性が原作をつとめ、才能ある女性マンガ家が作画を担当した本書は、ヒロインであるマルグリットの職場や自宅での様子、恋人やアスピーの友達たちとの交流を描いています。彼女の興味の中心や愛してやまないものが描かれる一方で、不器用に社会生活を送り、なかなか自分のことを理解してもらえなかったり、ありのままに受け入れてもらうことができない様子も描かれていきます。やがて彼女は、自分がアスペルガー症候群だと知ります。そして、そのおかげで、彼女の気持ちは楽になり、生活が様変わりします。

　本書に描かれたさまざまな"人生の断面"を通じて、読者はアスピーの女性の人生を知ることになります。彼女は何百といるであろうアスピーの女性たちの代表です。巻末にま

とめられた「自閉症って何？」「アスペルガー症候群って何？」というコーナーを通じて、頭の片隅に入れておくべき概念を学ぶこともできます。

　しかし、このマンガは、ありとあらゆる他者を認め、彼らに敬意をもって接することを教えてくれる一服の清涼剤でもあります。現代においては、誰もが社会の中に自分の居場所を見つけなければなりませんが、本書にその好例を見出すこともできるでしょう。

　マルグリットことジュリー・ダシェは、インターネット上ではブログ「Le blog de emoiemoietmoi」のオーナー、シュペール・ペペット（Super Pépette）として、ユーモアと知性、繊細さに満ちた記事を次々と公開しています。マドモワゼル・カロリーヌの絵は、ジュリー・ダシェの世界を様式化しつつも、リアルに描くことに成功しています。

　このような作品をおすすめしないわけにはいきません。アスペルガー症候群の周辺では、診断を求めて医者の間をさまよい、本人も疑心暗鬼にとらわれ、家族がうろたえ、関係者が疲れ切るというような事態が未だに起きていますが、本書を読めば、そうしたことを完全になくすとは言えないにせよ、減らすことはできるはずです。

　アスペルガー症候群の少女や女性が皆、ジュリーのように自分を見つめ、分析できるわけではありません。彼女と同等の熱意やエネルギー、楽観主義、スーパーパワーを持つわけではないのです！　それでも、ひとたびこのバンド・デシネを読めば、まるで感染でもするかのように、彼女のさまざまな長所やパワーが伝わっていくことでしょう！

　アスピーヒロインのマルグリットよ、永遠なれ！

キャロル・タルディフ（Carol Tardif）：エクス＝マルセイユ大学教授。専門は定型発達と発達障害の心理学。PSYCLE 研究センター長ならびに発達心理学クリニック修士課程研究科長。子どもと大人における自閉症スペクトラム障害の心理学者でもある。

ブリュノ・ジェプネ（Bruno Gepner）：児童精神医学者。子どもと大人における自閉症スペクトラム障害の精神科医。フランス国立科学研究センター客員研究員。エクス＝マルセイユ大学およびパリ第7大学非常勤講師。生涯自閉症連盟（Fédération Autisme Vie Entière）会長。

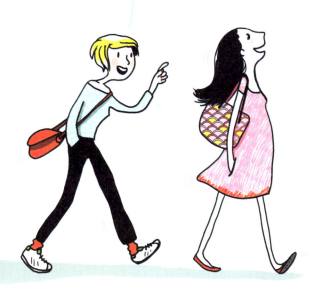

謝辞

誰よりもまずジュリーとファビエンヌに感謝を。こんなにステキなプロジェクトを提案してくれてありがとう。私たちの物語を見守ってくれたソフィーとギィにも感謝します。

それからラフ。彼はここ3カ月、私が朝寝坊したときに（あるいは早起きしすぎたときに）いろいろ気を遣ってくれました。

シャルロット・ガストーは、最初の読者として思慮深い目を向け、マスター・ヨーダのように私にフォースを授けてくれました。

セラピストのシャルリー・キャンジーは再びバラバラになった私を拾い集め、軌道に乗せ、どうにかこの単行本の完成に間に合うようにしてくれました。

そして最後にカロに。これから2、3カ月したら、私が完全に回復するように、バリ島で私を抱きしめてくれるでしょう。

マドモワゼル・カロリーヌ

ファビエンヌに熱烈な感謝を捧げます。彼女がいなかったら、この企画は日の目を見ることがなかったでしょう！ 彼女が私のブログを読んで、このマンガを作らないかとコンタクトしてくれたのです。ファビエンヌ、あなたはこの企画を見事に成功に導いてくれました。あなたはまごうことなき支えでした。あなたがいなかったら、私は決してこんな冒険に乗り出すことはできなかったでしょう。本当にありがとう！ カロリーヌにも感謝を捧げます。彼女は完璧なイラストレーターで、これ以上の作品は思いつきません！ カロリーヌ、あなたの感受性は力です。その力を用いて、あなたは私の脚本をこれほどの正確さと繊細さで描いてくれました。私の矢継ぎ早の意見は正直うっとうしかったんじゃないかと心配だったけど、あなたは決して笑顔を失うことはありませんでした。あなたは太陽の光です。ありがとう！ それからもちろん編集者のソフィーにも。彼女はこの企画の成功を最初から信じて疑わず、私たちにすべてを任せてくれました。ソフィー、情熱を持ち続け、私たちを信頼してくれてありがとう。あなたと一緒に仕事ができてうれしかったわ！ みんな、ありがとう。私たち、最強女子チームね。

ジュリー・ダシェ

ジュリーに心から感謝します。彼女は私のことをよく知りもしない段階から、すぐに私のアイディアに賛同してくれました。彼女の物語をマンガにしようというアイディアは、その当時、まだとてもおぼろげなものでした。カロリーヌにも大きな感謝を。彼女はこの企画の成功を最初から信じてくれ、才能や創造性、忍耐力やユーモアを注ぎ込んで、私たちの夢を実現してくれました。そして、デルクール出版社の編集者ソフィー！ 彼女には文句のつけようがありません！ 彼女は私たちにかくも大きな自由を与えてくれたのです。本当にありがとう！ 最後になりますが、私もその誕生にささやかながら関わったこの単行本を息子のコランタンとアルマンに捧げます。彼らはふたりともアスペルガー症候群で、私にとって常にインスピレーションと驚きの源なのです。彼らの今後の人生がすばらしいものでありますように。そして、世界がより寛容で、違いに開かれたものでありますように。

ファビエンヌ・ヴァスレ

デルクール社が刊行しているマドモワゼル・カロリーヌ作品

- *Chute libre*
- *Enceinte ! C'est pas une mince affaire*
- *Je commence lundi, le régime anti-régime !* - scénario d'Amandine Caullireau
- *Maman ?! Quoi encore ?*
- *Le Mariage pour les nuls*
- *Touriste* - scénario de Julien Blanc-Gras

マドモワゼル・カロリーヌのブログ

www.mademoisellecaroline.com

ジュリー・ダシェのブログ

www.emoiemoietmoi.over-blog.com

原作：ジュリー・ダシェ（Julie Dachez）
ナント在住の社会心理学博士。27歳のときにアスペルガー症候群と診断された。自身が運営するブログとYouTubeチャンネルは、累計で150万ビュー以上を誇る。現在、さまざまなメディアに出演し、講演活動を行なっている。他の著書に、『あなたの殻の中で——自閉症者の言葉に耳を傾けよう！（Dans ta bulle: Les autistes ont la parole: écoutons-les !)』がある。

作画：マドモワゼル・カロリーヌ（Mademoiselle Caroline）
パリ生まれ、現在オート＝サヴォワ県在住のイラストレーター、バンド・デシネ作家。他の作品に、自伝的作品『パリを離れる（Quitter Paris)』、『私は月曜日に反ダイエットを始める（Je commence lundi, le régime anti-régime)』、三度にわたる鬱の体験を描いた『自由落下——深淵日記（Chute libre, carnets du gouffre)』、『妊娠って大変！（Enceinte ! C'est pas une mince affair)』や『BDで読むバカでもわかる結婚（Le Mariage pour les Nuls en BD)』、『ツーリスト（Touriste)』（作画、ジュリアン・ブラン＝グラ原作）などがある。

訳者：原　正人（Masato Hara）
1974年静岡県生まれ。学習院大学大学院人文科学研究科フランス文学専攻博士前期課程修了。フランス語圏のマンガ“バンド・デシネ”を精力的に紹介するフランス語翻訳者。フレデリック・ペータース『青い薬』（青土社、2013年）、ジャン・レニョ＆エミール・ブラヴォ『ぼくのママはアメリカにいるんだ』（本の雑誌社、2018年）、アレックス・アリス『星々の城(1)1869年：宇宙の征服』（双葉社、2018年）など訳書多数。監修に『はじめての人のためのバンド・デシネ徹底ガイド』（玄光社、2013年）がある。

見えない違い——私はアスペルガー

2018年8月25日　初版第1刷発行

著者―――――原作：ジュリー・ダシェ
　　　　　　　作画：マドモワゼル・カロリーヌ
　　　　　　　協力：ファビエンヌ・ヴァスレ
訳者―――――原　正人
発行者―――――平田　勝
発行―――――花伝社
発売―――――共栄書房
〒101-0065　東京都千代田区西神田2-5-11 出版輸送ビル2F
電話　　　　　03-3263-3813
FAX　　　　　03-3239-8272
E-mail　　　　info@kadensha.net
URL　　　　　http://www.kadensha.net
振替　　　　　00140-6-59661
装幀―――――生沼伸子
印刷・製本――中央精版印刷株式会社

© Éditions Delcourt ／原正人
本書の内容の一部あるいは全部を無断で複写複製（コピー）することは法律で認められた場合を除き、著作者および出版社の権利の侵害となりますので、その場合にはあらかじめ小社あて許諾を求めてください
ISBN978-4-7634-0865-5 C0011

マッドジャーマンズ
ドイツ移民物語

ビルギット・ヴァイエ　著
山口侑紀　訳

定価（本体1800円＋税）

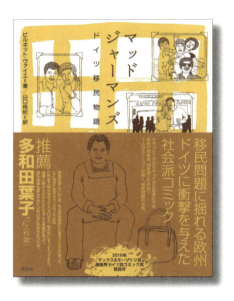

●移民問題に揺れる欧州
ドイツに衝撃を与えた社会派コミック。モザンビークからやってきた若者たちは、欧州で何を見、何を感じたのか？
3人のストーリーが描く、移民問題の本質。
推薦　多和田葉子さん（作家）

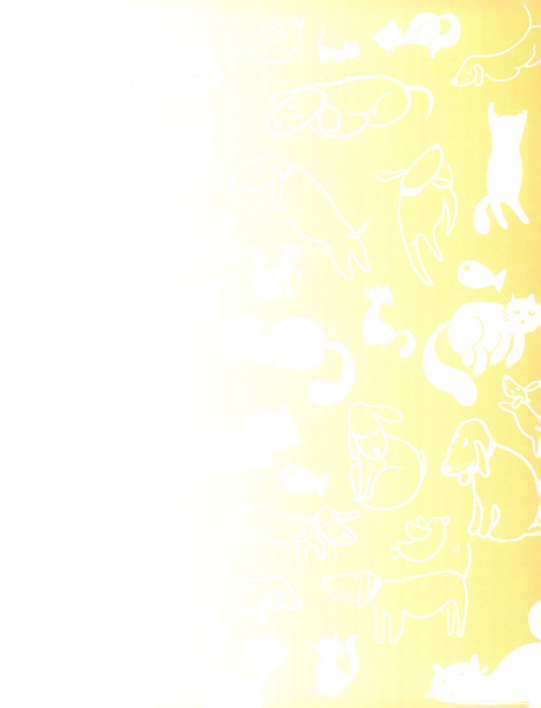

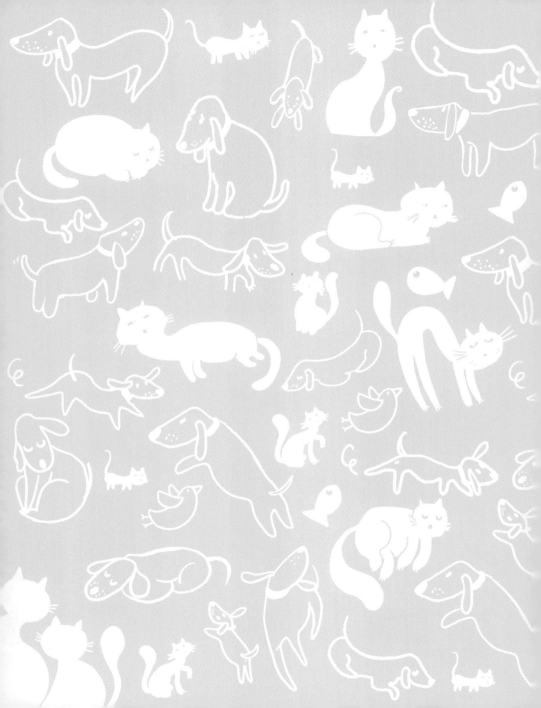